作者——林慧君LINDA

46歲的肌勵奇蹟！

減齡回到24歲
減腰至少3吋
減去人生負能量

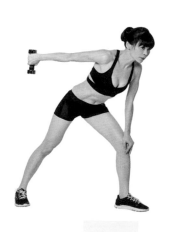
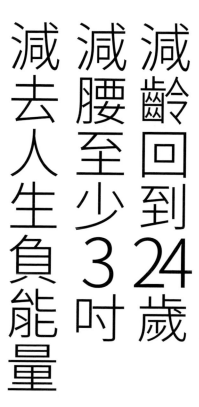
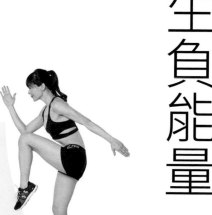
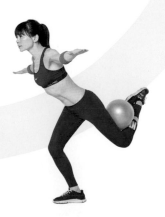

透過運動，好好愛自己吧！

知名暢銷作家 **女王**

　　很感謝認識了Linda老師，讓我這個多年來的「小腹婆」終於鼓起勇氣來做核心運動，本來沒有抱太多的期望，只想要運動一下就好。但沒想到認真的運動了兩三個月後，發現我居然不小心有了一點點馬甲線的雛形，真的讓我又驚又喜！我原本以為我這輩子與馬甲線徹底絕緣了呢！

　　很喜歡Linda老師開朗大方的個性，她教學的熱情讓我很佩服，也因為她的熱情，讓我這個懶惰鬼繼續運動下去，並持之以恆。其實不只是運動、練線條，保持運動的好習慣也是維持健康的方式，也讓自己更有自信、更快樂！

　　相信每個女人都希望自己保持在最佳的狀態，真的沒有醜女人只有懶女人，看到Linda老師46歲還可以保持在這麼好的狀態，也激勵我們要更為自己的狀態負責。

　　更重要的是，運動要保持著快樂的心情，女人不要自卑、不要否定自己，要多懂得愛自己，抱著「愛自己」的心情，快快樂樂的運動，善待自己，你會發現，你會越活越年輕、越來越有魅力！女人們，我們一起加油吧！

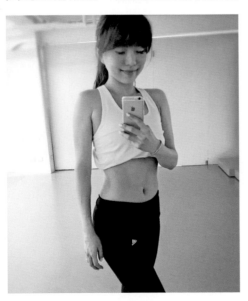

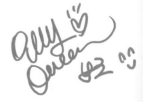

真實版的「逆轉人生」

聯合新聞網總編輯 **張立**

我會認識Linda是透過她先生Calvin，我們是遠房親戚，早期因為不熟，印象裡他倆就是一對才德兼具的帥哥美女。

金融業、超級業務員、人生勝利組，幾個讓人羨慕的名詞，曾經都是Linda的代稱；暈眩、憂鬱、負面情緒，幾個讓人避之唯恐不及的症頭，也曾經與Linda如影隨行。

透過運動，她翻轉了有形與無形的病痛，再次站起來，也因為自己深刻的體驗，她選擇走上助人的路，希望出書分享經驗，讓大家一起來都成為「健身女王」。

在這個年代，出書是一個絕無賺頭的舉措，但很開心Linda還是決定出書。要讀這本書，重點不完全在於要如何成為美魔女，而是建議先讀她的故事。第一章「人生勝利組的崩落」、第二章「療癒之路」，她毫無保留地敘述著她走過的悲慘歲月，因金融危機壓力導致的健康危機，而這些突如其來的病痛，卻是我們每一個人都可能遇到的。

Linda的勇氣，無疑替所有人上了一堂充滿正能量的課。當然，Calvin全心呵護及女兒貼心陪伴，都是一帖良藥；也讓我們在讀這本書時，充分感受到家人的愛與支持是如何的重要。

本書的最後一章，學員們分享了瘦身過程的辛苦與成就，Linda不忘提醒大家，「我們統統做得到」。老實說，我有點懷疑，我不懷疑Linda，而是懷疑自己是不是也能做到。但無論如何，這本書對有點年紀以及持續以工作太忙為藉口而拒絕運動的人，開了一扇小門，願不願意跨出來，不妨借鏡Linda的毅力。

非常恭喜Linda出書，在書裡我看到了自信、魅力與不凡。

張立

連生完三胎的我都能割肉成功、消滅妊娠紋，你也可以！

知名演員 **廖家儀**

　　Linda 是一個人見人愛的好老師，她有點嚴格、有點海派、有點吵，我的健身，是因她而始。開始的第一眼印象是：笑容可掬、親切大方，然而一進到課堂上，卻變身認真魔人！第一堂課的內容是操到爆的lunge，讓我隔天呈現徹徹底底的「四肢不舉」！雖然極度疲累，但卻愛上了這種痠痛感，接下來我從沒缺過一堂課，而且不服輸的要求自己盡量做到跟Linda老師一樣的強度，只是核心超級強大的Linda老師，讓我跟的好累啊！在這痛苦的過程中讓我能繼續支撐下去的原因是——核心回來了！「仰臥起坐」我可以一口氣做150下！雖然還不算太強，但我知道，體力、肌力慢慢回來了！

　　回想在這之前的時間，為了求子我四處求神拜佛、靈學醫學、中醫西醫全都嘗試過了！於是當好不容易懷上老大時，我一點也不敢輕舉妄動，臥床四個月，什麼事都不敢做，整個孕期除了產檢、吃飯，我根本足不出戶。

　　想當然爾，孕期體重從原先曼妙的48公斤飆升到了 76 公斤！足足增加了28 kg！生完小孩後，我不怕瘦不回來，我只怕妊娠紋……果不其然，當我生完三少爺後，我發現了前所未有的抽屜痕出現在我的腹部！「天啊！我該怎麼辦？」我腦袋中快速轉過推拿、美容、溶脂等各種方法，隔天我一一詢問所有的可行性，但最快也要半年後才見效，心急的我只好向臉書大神求救……

　　不到一天救星出現了！知名神手化

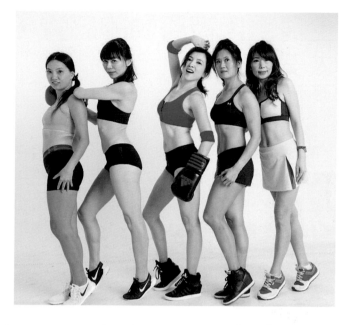

妝師兼超級美魔女黃千瑋馬上推薦 Linda老師給我，她告訴我核心的鍛鍊很重要，也就是Linda老師主打的核心訓練，看了千瑋練習的過程及傲人火辣的體態，我不假思索馬上就報名了！

　　沒想到，只花了二個星期，我的肚子就變平坦了！這一腔運動魂被燃起後，我又更進一步想練腹肌，卻因生產後肌力流失而陷入瓶頸，Linda老師知道後二話不說到我家幫我執行正確體線訓練，加強我的左右腰線。核心增加後，原本跑半分鐘就氣喘吁吁的我，甚至可以陪老公跑馬拉松了！

　　愛上健身以後，生活更開心，很多人問我：生三個小孩會不會痛？會不會累？其實生小孩不會痛，因為我月子補的好，身體更好，只要小孩健康平安，我就不覺得累；但肚子留下痕

跡，會要我的命！真的要謝謝Linda老師！讓生了三個孩子、加起來將近五年沒有運動的我，找回我的肌力跟體態！

　　連我這樣生產後的媽媽都可以做到，你們一定也可以！只要跟著開心的Linda 老師，我們一起開開心心運動！在這邊要偷偷告白，其實除了課程，我更愛本人！她認真、熱情、努力、創新，我喜歡她面對事情的態度，祝新書大賣！大家一起享瘦健康！

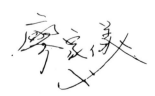

全身肌肉被啓動的感覺，
太美好了！

知名演員 **陳若萍**

　　當初會接觸到Linda老師的「核心運動」，真的是一場意外，但我很感謝這個機會。去年底一次姊妹會的聚餐，看到廖家儀很熱情在邀姊妹一起做運動，其中有一位Peggy她本來就有在做運動，所以很爽快的答應了，突然家儀美女轉向我：「若萍姊，一起來吧！」天啊！我什麼都不懂，就傻傻地答應了！這是我20年前上過瑜珈課後，再次接觸運動課程，而當時是因為手受了傷，接著便不了了之了，現在回想起來有點可惜。

　　還記得第一次初體驗，就是上她們的進階課程，雖然有點操，但還是努力的將課程完成（因為面子問題，怕丟臉，哈哈！）結果中午吃完飯開始鐵腿了，還好我趕緊回去做SPA水療，代謝乳酸後舒緩了一些，而心理上真正有感覺是晚上躺在床上的時候，我整個人亢奮的睡不著，但那種感覺是愉悅的，覺得全身肌肉都被啓動了，也從那一刻開始，我決定自己一定要堅持運動下去。

　　在接觸核心運動後，每次上課我都好開心，活力滿滿，因為Linda老師總是充滿熱情，很用心的在教導學

6

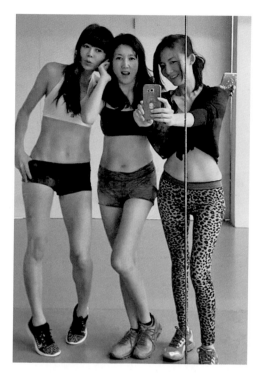

員，讓大家做出正確又美麗的姿勢。因為我深刻體認到，做任何運動不要自己土法煉鋼，一定要請教專業的教練，以免造成傷害。我也是慢慢接觸Linda老師後，越來越喜歡她那可愛又認真的個性，她總是不斷地充實自己、為課程求新求變，或許她不是最棒的教練，但每每看到她用心的態度與努力，她在我心目中就是最棒的！

這次得知Linda老師要出書，我和學員們都超興奮的，因為她的努力被看見了！而且許多熱愛核心運動的朋友又多了一個選擇，若萍在此先預祝

美女老師新書大賣，收獲滿滿滿，親愛的，加油喔！

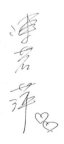

遠離大腹翁、小腹婆，減齡 20 歲！

知名演員 **鄭仲茵**

拍戲錄影、熬夜工作，面對ON檔戲的壓力和堆積如山的劇本，唯一紓壓的方式就是大嗑美食。但漸漸發現大事不妙，吃的多留在身上的就多，正當我苦惱時，經過家儀的介紹，很幸運的遇見了Linda老師。但當時我心中的OS是：「連睡覺時間都沒有了，怎麼運動？」

接下來的難關在於要將一個不愛運動、一聽到運動就翻白眼的人給深深吸引住，甚至是練出夢寐以求

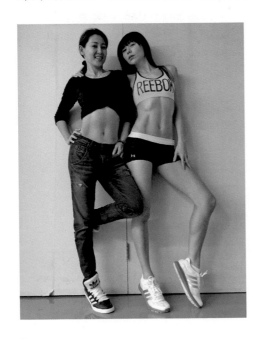

的線條，這就得歸功於Linda老師了！一位永遠帶著陽光般燦爛的笑容、上課認真、努力創新、熱情開朗、永不放棄的女生，只要跟著她、相信她就對了！如果妳也跟我一樣，想享受美食又想維持健康的體態、不愛運動又想擁有人人稱羨的好身材，那麼你千萬不能錯過Linda老師。讓Linda老師教你正確的運動觀念和姿勢，減少運動過程中不必要的傷害，讓你輕輕鬆鬆在家就能擁有人人稱羨的曼妙曲線，讓Linda老師帶領你遠離「大腹翁」、「小腹婆」的行列，一起減齡20歲！

恭喜Linda老師出書，如果你已經買了這本書，我會說你有眼光；如果你正在看這本書，那就是你的福氣啦！讓我們一起跟著Linda老師開心運動、快樂享瘦吧！Cheers～

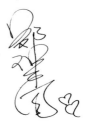

運動永遠不會太晚！

知名演員 **德馨**

熱情爽朗、開朗活潑、認真教學，這就是我所認識的Linda老師——台灣的美魔女健身教練。

我們的課堂上永遠笑聲不斷，一旁還有助教協助糾正學員們不標準的姿勢，我從來不知道運動也可以是這麼有趣的事，而最重要是，上完Linda老師的課，效果非常明顯！

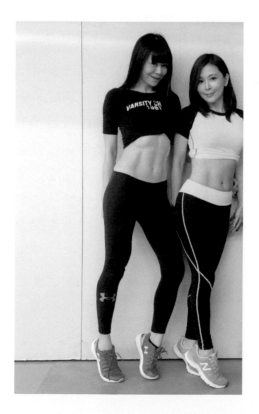

上到第三堂課，我原本的直桶腰，漸漸有了曲線，接下來是愈來愈緊實的腰肌，甚至出現我想都沒想過的「馬甲線」！也因此班上同學都稱老師為——馬甲線製造機！哈哈！

Linda老師改變了無數女性對運動的觀念，大部分人甚至從來不曾運動，也懶得運動，透過自身獨特的魅力與生動的教學方式，讓大家不再視運動為畏途。46歲卻愈來愈年輕的狀態，鼓舞許多人，其實只要願意開始，只要願意改變，永遠都不會太晚！

想要上課卻太遠？沒時間？那麼你一定要擁有這本書，給自己一個機會，來，跟著Linda老師動次動次吧！

脫掉高跟鞋，
享瘦美好的第二人生

經過了兩年的準備，我的第一本書終於誕生了！

時常有人問我：老師，妳在金融業工作超過二十年，而且已經當上超級業務員，是什麼樣的因緣讓妳踏入健身業？其實大家所不知道的是，從小只會念書的我根本沒有運動細胞，這一個因緣來的可說是相當跳tone，讓我從踩著高跟鞋的OL變成穿著運動鞋的健身教練。

本書從我的貧苦童年說起，一個在市場長大的小孩，努力讀書想擺脫貧窮，出社會後進入了金融業，幸運地參與了金融業的光輝年代，賺了不少錢改善家計，沒想到民國97年遇上雷曼兄弟金融風暴，天天被客戶罵，開始夜夜失眠，並導致自律神經失調，最後深陷憂鬱症及恐慌症

的深淵，害怕人群、天天頭暈，暈到走路要人扶，最後只能躺在床上⋯⋯這樣的痛苦維持了20個月。

我不是想講述當時有多痛苦、多悲慘，因為生病的苦，每個人都有過，但我想跟你分享我是如何走出來的，如果你或身邊的朋友也有類似情況，或許能從我的故事中得到一些幫助與激勵！如果無法靠自己走出來，一定要先尋求專業醫師協助，先穩定情緒、改善睡眠品質，再從自己喜歡做的事著手，我選擇了運動，運動過程中釋放的腦內啡能讓人變得開心快樂，運動後帶來的成就感更能為妳的人生帶來無限的正能量。

很多人會怕自己做不到，但像我這樣從沒有運動習慣、生過一胎、

將近50歲的人，都可以在46歲練出這樣的體態，相信妳也一定可以做到！

當我決定脫掉高跟鞋、換上運動鞋，正式以健身教練出發，其實我什麼都沒有，既沒有人脈也沒有資源，只有一張證照跟滿腔的熱情，很幸運地開班後竟班班爆滿，我曾經聽到學員形容我的課程說：「Linda老師彷彿都用生命在教課」，雖然誇張了點，但卻說出了我的心聲──死過一次的人一旦活起來，會更加珍惜每一天！

我喜歡和大家一起運動，我想告訴妳我是如何透過運動及飲食增肌減脂，養成易瘦體質；我想告訴妳書中教授的60個在家就能練的墊上核心運動真的十分有效，不藏私地分享希望能幫

助時間不多、距離太遠的上班族及媽媽們，讓你們可以利用零散的時間在家看著書上動作動一動，一天只要練習半小時，效果絕對讓你驚豔。

生病時的痛苦我不會忘記，我曾發過誓一旦讓我找到方法痊癒了，我一定要盡全力幫助別人！

因此我只開團體班，我希望在一樣的時間內教會最多的人健康瘦身、找回自信，減肥並不難，只要你用對方法，在書上我會一步一步教會你肌群如何用力，享受那種又痠又抖的感覺 希望今年夏天你能夠穿上久違的牛仔短褲或bikini，最最最重要的是──希望你會越來越愛自己！

現在，請馬上翻開這本書，跟著Linda老師一起越練越瘦吧！

CH 1 人生勝利組的崩落 —— 014

CH 2 療癒之路 —— 028

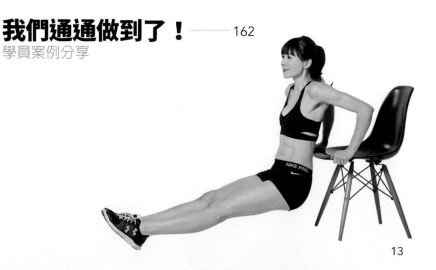

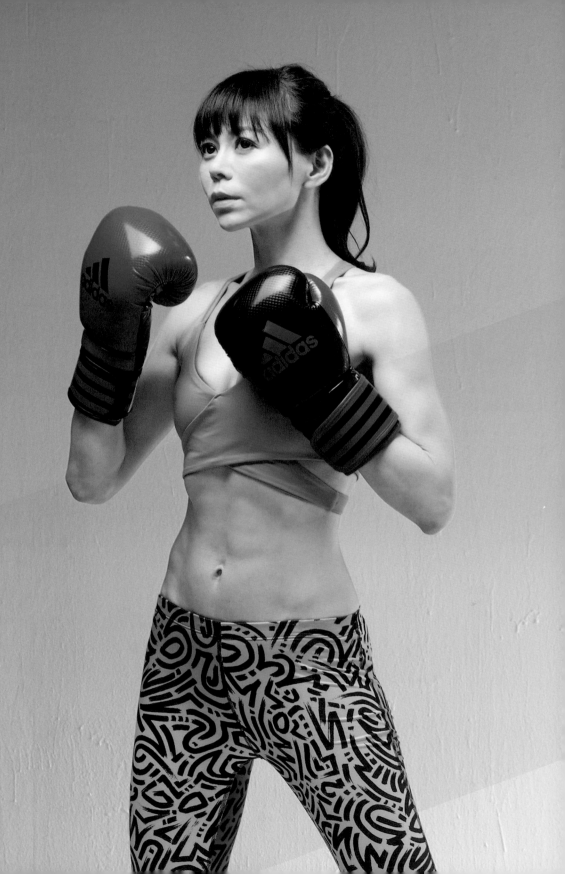

人生勝利組的崩落

菜市場長大的小孩

　　每當回想起我的童年，我總覺得珍惜，那段時光雖然刻苦，卻對我影響極大。我家共有四個小孩，我排行老二，從小我們四姊弟就在菜市場裡長大，父母親為了扶養四個小孩長大，在市場裡一塊錢、一塊錢的賺，我們也時常到市場幫忙做事。記得從小學一年級開始，每天清晨五點我與姊姊就得起床張羅弟弟妹妹的生活瑣事，接著姊姊揹弟弟，我牽著妹妹，清晨六點天還半明半暗時就要將年幼的弟弟妹妹送到菜市場交給父母，我與姊姊再到學校念書，週末假日也是從凌晨四五點便到市場幫忙，直到中午。

　　那時父母親總告訴我們有機會學習就要好好認真，念書念得好是對自己負責的態度，如果不好好唸書，那不如去菜市場做事或是去工業區當女工賺錢。

　　我雖然是老二，但好勝心一點也不輸人，我深知在那樣的年代，萬般皆下品，唯有讀書高，因此從小我便不斷向自己喊話：「如果想要在一個如此窘迫的環境出人頭地，一定要力爭上游，唯一能成功的方法就是『讀書』！」

　　念書時期，我拚命讀書，每當考卷發下來，我就拚命寫，標準肯定是一百分，沒有彈性空間，當時的教育環境也是分數主義，少幾分打幾下，而且那個年代是用藤條打，到現在我還記得藤條揮下去的聲音以及伴隨而來的痛。除了考試念書，大小比賽我也一定要求自己要拿到獎狀。在這樣嚴厲的

完美主義下，我是平鎮國中資優班裡的前十名，最後也順利地考進桃園武陵高中，本來想考台北的北一女，可是因為我會暈車，所以就留在桃園念書。

念書是對自己負責！

那時候日子真的是很慘澹，我念書念到滿頭三分之一都是白髮，但我也知道，在那樣的環境下，媽媽能給的就是把我們平平安安養大，不讓我們餓死，她就盡了母親的責任與義務，其餘的人生都得靠自己。

進了武陵高中後，我仍舊維持一貫的念書模式，沒想到考大學時，卻考壞了！本來我的落點應該能上政大，但是卻落到東吳大學國貿系。那年，母親對我說：「妳要讀大學就去重考，我沒有能力供應妳私立大學一學期三萬五千元的學費。」

我們住的那條街，都是做早市賣菜的，我可能是街坊鄰居

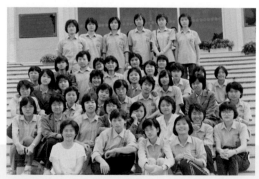

就讀武陵高中時的全班合照。

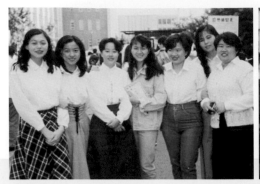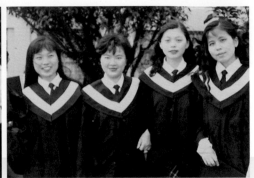

大學畢業時和同學合影。

裡第一個讀到大學的女孩子。當時舅舅勸母親說：「其實只
要能有大學讀就好了，妳就讓她去打工賺錢貼補學費吧！」
其實，那時的社會氛圍，每個學生除了認真讀書，也必須想
辦法賺錢，有人兼家教、有人送報紙、有人發傳單。我從高
中就開始打工，曾經在服飾店、書店打工，也到餐廳端過盤
子。

　　在舅舅的勸言下，母親同意我北上就讀東吳大學，但一個
月只能給我兩千五百元生活費，我省吃儉用存起來繳學費，
其餘全賴課餘時間當家教、打工賺來的錢，可以說是「自己
的學費自己賺」。我一直覺得，要賺錢就要靠自己，從來沒
想過要靠別人，也沒有任何其他的想法。

　　那時候上課、下課、上班、下班充斥著我的生活，但律己
甚嚴的我一點也不想打馬虎眼，功課還是不容許一點閃失，
導致那四年大學生活彷彿是戰鬥營一樣，雖然充實但身心都

非常疲累。現在大家講的「A型人格」，例如求好心切、追求完美等特質，我想應該就是在說我吧！想想，「好強」就是我的優點同時也是缺點，這個性成就了我，也累垮了我。

秘書→保險員→年薪百萬TOP SALES

東吳國貿系畢業之後，跟大家一樣，我試著應徵國貿相關職務，很快地進入一間國貿公司當秘書，但我英文不好，溝通不順利加上秘書工作內容龐雜，所以決定轉換跑道，到富邦人壽當團體保險業務員。其實，我的個性活潑外向，又喜歡跟別人聊天，做業務員算得上是適才適性、找對方向，因此雖然是初接觸的工作類型，但很快地可以跟客戶、同事打成一片，工作就變得輕鬆許多，上班氣氛也很融洽。

當團體保險業務員時，有時中午就開始跟客戶喝酒博感情，口條表達能力也因此大躍進。直到民國87年，投信風氣

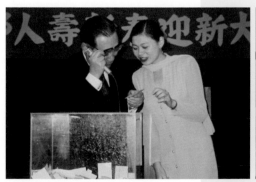
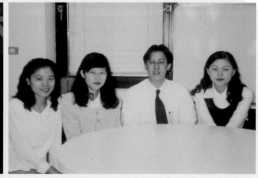

進入職場的新鮮人。

開始盛行，之前有個與我一起共事過的男同事A，後來去了投信業，他喜孜孜地告訴我：「Linda，我現在一個月賺十萬！」我驚訝地問他：「怎麼可能？我們這邊是你的三分之一不到！而且每年加薪幅度非常小。」於是他強力推薦我轉到投信業，在他的勸說下，我與投信業終於有了接觸。

應徵時，我一再跟主管強調：「雖然我什麼都不懂，但是我有豐富的打工經驗，我一定能學得很快！」主管見我個性活潑、積極又有企圖心，於是也爽快地錄取了我。我做事情講求效率，非常迅速，加上在公司裡算是口條好、親和力高的業務員，全盛時期募基金，大概三分鐘就可以完成一筆交易，當然很快就達成超級業務員(Top Sales)的業績標準，而且很快就在超級業務員的排行中名列前茅。

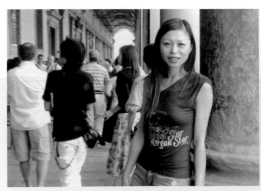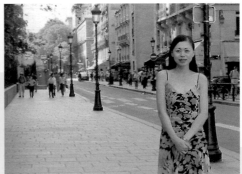

超級業務員時期，因為業績好，時常出國旅遊。

人生勝利組

果不其然，如A所言，我的事業果真由暗灰轉「見紅」！業績扶搖直上，銳不可擋；當時適逢摩根每年、每季都調高台股權值的年代，在我進入公司後，第二年就登上年薪百萬的高台，第三年開始年薪翻倍，甚至到達三四百萬元不等，錢越賺越多，一路順遂。

那時我完全是站在雲端上，只覺得錢很好賺，人生好像應該就這樣了吧？

民國90年時，我遇到先生並順利步入禮堂，公公婆婆都很開明，尤其我公公是教授，也曾經在銀行界待過，婚前他曾問我月薪多少，我回說大約四、五十萬。公公聽到後也明理地說：「在現在大環境中，這樣的薪資實屬難得，我看你就好好認真工作，家裡的事不用太操心，好好在工作上衝刺吧！」於是結婚後第一年，我還是一直在工作上積極努力，第二年才生下女兒。

當時連我自己都深深覺得這樣的生活是不是太好過了？從念書到工作賺錢、結婚生子，工作有錢賺、老公帥氣貼心、女兒可愛美麗，人生劇碼都過得太如意、太順利，真的是所謂的「人生勝利組」。

一切的風光在我三十八歲時，也就是民國97年那一年，情況急轉直下。因為我已晉升為超級業務員，負責管理的客戶有兩百多人，加總起來的金額高達十幾億。結果沒想到，

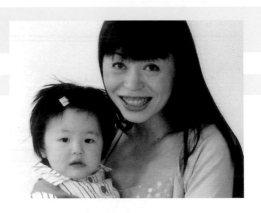

雷曼兄弟掀起的金融風暴乍然來襲，台股從九千八百多點一口氣瘋狂下跌到七千多點，暫停喘口氣再跌，兩年內就從近萬點跌到三千九百多點，當初兩億進來的錢，現在只剩下一億。

風暴來襲，全面垮台

我手上的兩百多個客戶氣炸了，首當其衝的就是我們這些理財專員、業務員，客戶責怪我為什麼當初要賣這些投資商品給他們、為什麼不阻止他們投資、為什麼沒有提早留意雷曼問題……我深深了解客戶們的心情，其實在投資過程中我們也曾建議賣出，可是客戶根據以往的投資經驗，認為只要擺著，就可能會再漲回來，但雷曼這一次是再也回不來了……

於是，理財專員變成萬惡之首，我也從超級業務員淪為超

慘業務員。

除了要接收客戶第一線的指責，並在這負面情緒下處理後續事項，其實內心是非常難受的，尤其看到有些高齡客戶把退休金都賠光了，老本幾乎歸零，看著老伯伯們欲哭無淚的絕望神情，真的讓人自責不已。其中有些比較年輕的同業，更因難以調適這樣的打擊，而選擇走上絕路。

當時，我無時無刻都在想能如何為客戶解套，但仍每天都接到罵人的電話，劈頭就問：「妳在哪？」當我回覆我在拜訪客戶時，對方就會一連串的咆嘯：「妳少騙人了！妳還有客戶可以拜訪嗎？」「妳趕快給我滾回去辦公室，給我坐好，等我們來對帳！」「妳知道我在你們公司虧了多少錢嗎？那可是我一輩子的積蓄耶！」「現在就算妳在我的面前下跪，我也不會原諒妳！」

一入行的一帆風順，轉眼間一敗塗地，成了壓垮別人人生的幫兇。承受別人的怨懟與責罵真的不好受，背負著他人的畢生積蓄與人生變卦更是我最大的壓力來源。

心不能安、睡不成眠

在這樣的精神壓力下，我開始失眠，夜夜盯著鬧鐘看，從

十二點、一點、兩點、三點到四點⋯⋯我怎麼還睡不著？天都亮了，我的眼睛怎麼都還是睜開著，沒辦法闔眼入眠？很多同事跟我一樣，大家睜著眼從天黑看到天亮，每天到公司就是愁眉苦臉，「怎麼辦？我最近每天都失眠⋯⋯」「唉，是啊，我也都睡不著⋯⋯」在茶水間遇到除了問候睡眠狀況有沒有改善，最夯的話題是去哪一間的家醫科拿安眠藥⋯⋯

那時的我，就算每天吃兩顆安眠藥還是睡不著。每天跟鬧鐘乾瞪眼，我滿腦子都苦惱著「怎麼睡不著？怎麼睡不著？」即使夜不成眠，每天早上八點半還是要準時開會，即使開完會想睡回籠覺，卻還是怎樣也睡不安穩。

後來我才知道，因為我有太多煩惱掛心的事而長期失眠，造成自律神經失調，已經罹患憂鬱症卻不自覺。事實上，儘管我在人前仍是活潑開朗的開心果，獨處時卻變得越來越不開心，總是覺得好疲累。有時候到了公司停車場停好車，我會在車上呆坐著，茫然的看著空曠的停車場，不敢上樓，因為怕被別人發現我的沮喪，所以裝作很有精神；怕被別人發現我頭暈走路走不穩，所以故意穿上十五公分高的高跟鞋；因為怕成為眾人目光焦點，怕被別人看見我狼狽或不安的樣子，怕自己會因為頭暈在別人面前跌倒出糗⋯⋯我怕被別人發現我害怕，於是我逼著自己假裝什麼都不怕，硬是戴上了陽光、樂觀、歡樂的面具。

長期偽裝的堅強與內心真實的脆弱不斷拉扯，不願意承認自己心裡生病，最後讓我走進了自己設下的死胡同。

健康亮紅燈

其實我的身體早已對我發出警告訊號，一直都有高血壓的問題。雷曼發生兩年之後，股市觸底，才慢慢回升，當時我的血壓也一路飆到一百五十至一百六十之間，但是我還是硬撐著，不以為意。

除了健康問題，工作更是雪上加霜。當時，公司新來一位董事長，他在開會時就直接警告所有的業務員說：「如果你沒有生產力，對公司沒有貢獻的話，明天就可以直接不用來了。」接下來發生的就是──大裁員。

在這種風聲鶴唳的情況下，真的是人人自危。包括我在內，每位同仁幾乎都惴惴不安地擔心著，如果自己沒有做出什麼貢獻，明天可能就飯碗不保了，在如此緊繃的壓力下，我絲毫不敢鬆懈，我強迫自己要趕快達到業績目標。

然而，經歷雷曼風暴後，已經沒有人願意相信理財專員的話了。理專被當成騙子，不只無法像雷曼風暴前那樣呼風喚雨，甚至變成過街老鼠人人喊打，銷售業務難以推廣，面對急凍的業績，頭痛也開始纏上我了。

就這樣，頭痛如影隨形，血壓也一直往上飆，眩暈也時常伴隨頭痛而來，嚴重的時候幾乎無法自己下床、正常走路，只感覺輕飄飄地、碰不到地板，這種「漫步在雲端」的經驗卻一點都不浪漫。同時，我依舊每晚失眠，輾轉難眠卻也無計可施。「白天頭暈、夜晚失眠」的惡性循環持續了一、兩

年，身體狀態每況愈下。當時的我沒有運動習慣，肌肉量低，每天硬撐著穿著十五公分的高跟鞋四處拜訪客戶，高跟鞋、高壓力、高血壓加上低肌肉量，讓我每天頭重腳輕地漂浮著，都是靠意志力在撐，常常覺得自己好像下一秒就要失去意識。

我怎麼可能有憂鬱症！

身體承受了太多的不舒服，最後我終於投降了！我向公司申請了留職停薪，決定好好把身體照顧好。首先我去台大醫院耳鼻喉科，醫師診斷我得的是眩暈症，開了三個月的止暈藥給我，同時嚴格限制飲食，咖啡、茶、乳製品、番茄、柳丁都不能吃。吃止暈藥的這段期間，我每天仍然頭暈腦脹，但規定不能喝咖啡和茶提神，所以幾乎都在昏睡。醒著吃東西的時候，也要再三確認有沒有不能吃的東西，精神變得更緊繃、更焦慮，深怕吃錯東西引發血管痙攣。三個月後回診，醫生說：「怎麼那麼奇怪？我覺得你可能是頭腦有問題，可能要往精神科方向去看看。」

現在回過頭想想，醫生說得沒錯，但當時的我無法接受，我只覺得好生氣！我跟先生說：「我要換醫生，這個醫生醫德差，竟然說我頭腦有問題。」而且認識我的人都知道我既開朗又活潑，根本就是人來瘋！公司所有的尾牙都是我一手

包辦，只要有我在，保證絕無冷場，這樣的我為什麼要去精神科？我還是不認為憂鬱會找上我。

接下來的兩年之間，我看了耳鼻喉科、神經內外科、腦科，吃了三個月以上的止暈藥、做過耳朵灌水的平衡檢查，也住了院、做過全身健康檢查、照過電腦斷層掃描、核磁共振……等，各種大大小小的檢查都做過，但都沒辦法找出真正造成不舒服的根源，一天比一天無助，所謂「病急亂投醫」，我開始什麼方法都嘗試，偏方也好、密醫也罷，只要有那麼一線可能，我都要去試試看。

曾遇過算命說家裡有髒東西，業障很深、要花十萬元處理；也有遇到人家要我買玉，每天磨三下，把不舒服、不快樂都磨掉；也曾到山上找一位高人，訂金尾款加起來要收一百萬元；也參加過教會的救贖大會，等待神蹟降臨在我身上；也參加過知名的心靈療癒課程，透過精油解讀我的靈魂……

這些從未聽過的「療法」，對於當時被眩暈折磨的不成人形的我而言，就像是一塊又一塊的浮木一樣，讓在水中浮浮沉沉的我燃起了無限希望，每次嘗試過一種新方法，我總期待隔天睜開眼後的新世界。然而一次又一次的無效、失敗，讓我變得灰心喪志，也有點失去耐心了，漸漸地排斥吃藥，甚至想要自我了結。

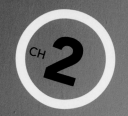

CH **2**

療癒之路

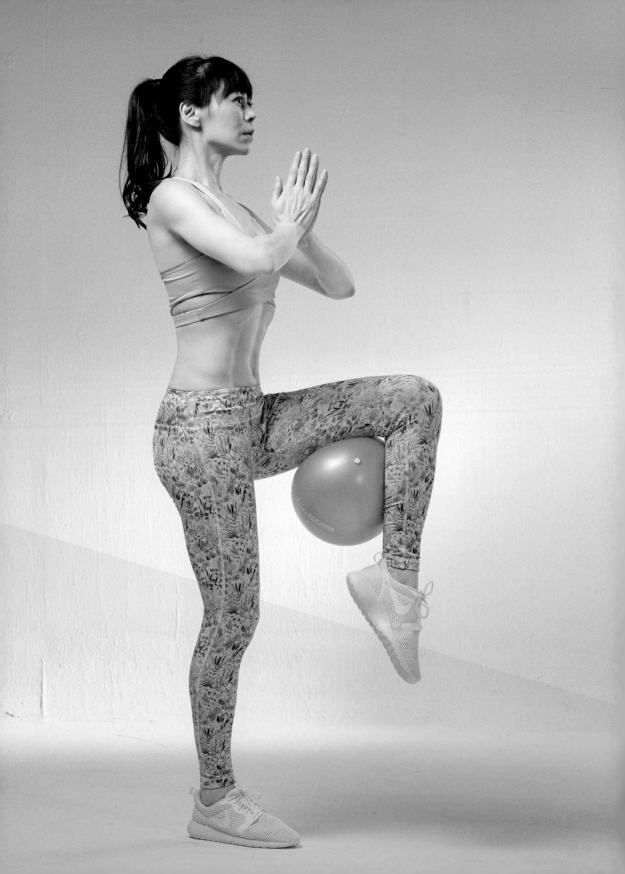

擺脫烏雲

　　我知道我是個意志力堅強的人，也是一個自我暗示力量很強的人，常常在覺得自己快要暈起來時，先把自己弄到吐，雖然吐不出東西，但就是一直作噁。有一次先生對我說：「你生病我們都很不捨，但你這樣已經影響全家，大家都不開心，你可不可以為了家人把藥吞下去？我告訴先生：「我可以吃藥，但吃了只會讓我更想吐，我心裡會不自覺想把那個藥吐出來，那不是我能接受的藥。」

　　這時候，我才終於意識到我心理的不舒服已經深深影響了我的生理，我心理的力量強過我生理的力量，進而控制了我的身體，我忽然想通了：「會不會眩暈也是心理造成的？」在眩暈失眠狠狠糾纏我兩年之後，我才終於願意進入精神科領域，開始了另一段尋覓良醫的旅程。

　　那時看過許多知名醫師的門診，但我還是覺得狀況不對，一間醫院換過一間，簡直可以說是在逛醫院，直到遇見了台北市立聯合醫院松德分院的陳醫師，他真的是我人生中的大貴人！他只開了兩顆藥給我，一顆抗憂鬱、一顆抗焦慮，跟我之前動輒十幾顆大不相同，他告訴我：「吃了藥之後第一個禮拜頭會很暈、非常暈，但是你一定要把它吃完，就算整天暈到站不起來也要吃完，但是接下來，血清濃度到達一定程度之後，相信我，你會變得開心，雖然你還是會暈，但你的世界不會只有暈，你懂得向外看了！你可以看到你有一個

很愛你的老公、很可愛的女兒、很疼你的公公，你看事情會變得比較正面。」雖然陳醫師說得信心滿滿，但我仍抱持著半信半疑的態度，畢竟經歷過那麼多次的失敗，我早已不再期待。

但，不可思議的是，不到一個禮拜，第三天我就可以自己下床、自己走路了！而且最重要的是我很開心！已經消失兩年的那種開心感覺，回來了！我告訴先生：「得救了！」於是我乖乖地吃藥，那時候雖然走路還是會飄飄暈暈的，但是不知道為什麼忽然懂得快樂，好像快樂的開關被打開一樣，面對事情都能從正面、樂觀的角度去看待，讓你有勇氣走出那片籠罩已久的烏雲。

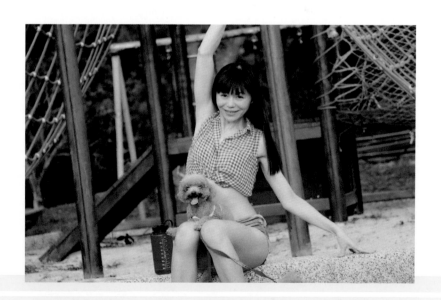

找回對自己的主控權！

然而，就算吃了藥、能下床、能感覺到快樂，也不代表就是痊癒了。我聽過病友說憂鬱症只有吃藥是跨不出去的，吃藥能讓你進步到這條線，但是要怎麼跨出這條線，就要靠自己的意志力了！那時醫生告訴我：「去做你喜歡的事，去吃想吃的東西，讓自己開心！」女人最愛血拚，醫生的「醫囑」變成是我瘋狂購物的靠山，我像是失心瘋般的大量購物，花費大把金錢買了一堆奇怪的東西，堆的家裡亂七八糟，其實是另一種病態。我知道這樣下去不行，可能病還沒好已把家產敗光了。

後來有朋友建議我去上一些體適能的課，並推薦一位私人教練給我，一開始我只是抱持著「試試無妨」的想法，上課時我告訴教練我有眩暈，所以教練特別設計了只在墊上的核心肌力課程，第一次上完課我渾身痛到無法下床，但我的好勝心也被喚醒了，決定跟他拚了！於是我每天練捲腹、練抬腿，兩個月後竟默默練出了當時正夯的馬甲線，這突如其來的驚喜讓我產生了從未有過的快樂！私人教練課程結束後，我繼續自修，先生為了讓我持續抱持熱忱，鼓勵我開設臉書，藉此督促自己持之以恆，這時我時常上網搜尋歐美墊上核心動作，再融合自身體驗後的心得，並將改良版的動作拍成影片上傳到Youtube分享出去，沒想到不到一個月就超過一萬人次點閱，我發現自己的快樂來自於這份肯定！

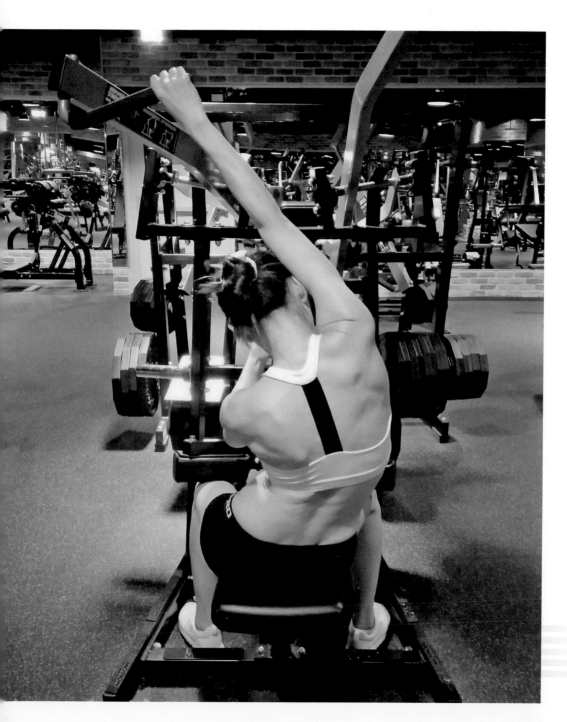

在經歷了那麼長時間的無助與無力之後，運動這件事讓我重新感受到「努力就有收穫」的成就感！一直以來我都相信人定勝天，從小我做每一件事都是拚命三郎，念書如此，工作如此，但雷曼風暴讓我第一次深刻體認到力不從心的痛苦，我發現大時代的變化不是我一個人能力挽狂瀾的，「再怎麼努力也沒有用！」緊接而來的失眠、眩暈更是壓垮我僅存的信心，我對一切失去了奮鬥的力氣，自信心一旦被擊潰，便很難再建立了。直到我開始運動、健身，我一步步拿回對自己的主控權，我把先前對自己的自怨自艾都轉移到身體的鍛鍊，於是，肌肉出來了、體力變好了、心情開朗了！

運動，是我的唯一信仰

現在想想，有時候命運的安排真的很有意思，如果不是因為生了病，我完全不會有機會接觸到運動；而若沒有接觸

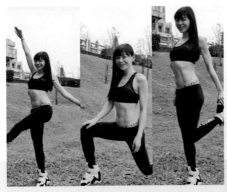
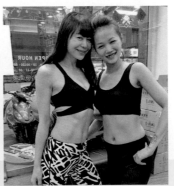

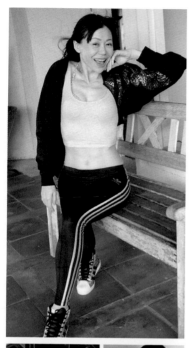

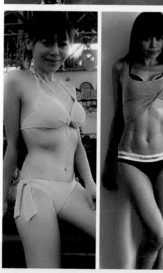

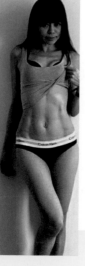

運動的話，我肯定到現在都還擺脫不了憂鬱症。因為憂鬱症藥吃了，他只是推你一把，讓你有勇氣往前踏一步，但他無法改變你的思維，接下來還是要靠自己，找到能讓自己真正開心的事情，不管是透過信仰或是培養興趣。現在，運動就是我的唯一信仰，它會讓人上癮，但這種上癮是正向的，他能刺激腦內啡的釋放，讓人變得開心又陽光。

在第一部影片受到網友熱烈回響之後，我持續在臉書上分享動作教學，漸漸受到許多媽媽們的關注，每天我都會收到許多媽媽的私訊，這才發現原來有很多媽媽想瘦身但因為要顧小孩走不開身，只能靠節食、吃藥等旁門左道，結果越來越胖，先生更因此外遇……此外，也開始得到媽媽們運動後的回饋，「Linda，我瘦了！」、「老師，我衣服越穿越小件了！」、「我敢拍照了！我終於敢放自己的大頭貼了！」這些留言重新回到我身上時，會變成數千倍的正面能量，是幫助我重新建立自信、找回自我認同的重要推手！而我也從中發現了自己存在的使命——

我希望可以幫助跟我有過一樣困境的人,也想讓更多人透過運動獲得療癒!

在網路上獲得的回響越大、支持我的網友越多,我擔心自己不夠專業,利用周日去參加AFAA美國有氧體適能協會的課程,經過六周48小時的密集訓練,結訓後立即參加了PFT個人體適能顧問的學科及術科考試,沒想到一次就考上了!我決定放棄金融業的高薪高職,正式轉行成為健身教練,第一線與需要幫助的人面對面接觸。

運動對我而言,不僅是最好的療癒,更是最好的投資,因為它絕對不會辜負你!假設你與一個人了交往八年,最後卻

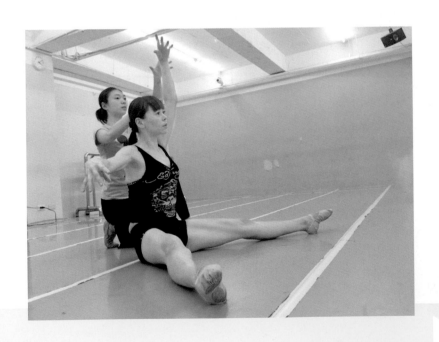

可能因為任何因素分離，兩人之間的回憶與情感只存在虛無的空氣中，隨著逝去的青春一起蒸發了。但是運動不同，你投入的時間、體力與金錢最後都會回到你身上，甚至讓你蛻變成比先前更好的人，不論是在外貌或是心態上。

打不死的超人老公

家人的力量是我非常大的支柱，常有人說：其實憂鬱症累的不是患者，而是身邊的人。回想那段歷程，家人遭受到的精神壓力與負面情緒絕對不亞於我，但他們從沒責備我、嫌棄我，他們用他們的方式陪我走過那段憂鬱低谷。

我與先生個性很不相同，先生一向都是很規矩、很有禮貌，凡事都在正確的拍子上，而我就是跳躍型的，不按牌理出牌。加上雙方家庭背景南轅北轍，婚後彼此都花了很大的心力適應對方的生活。後來生病時，我每天醉生夢死、完全沒辦法做家事、顧小孩，如果是一般人，大概早就放棄這段婚姻了，但是我先生沒有，他是打不死的超人老公。

我生病的那段時間，他是最直接承受我所有情緒壓力的人，他工作又忙，每天除了應付繁忙的公務，下班後要父代母職處理孩子的大小事，還要陪我聊天、聽我抱怨一整天發生的恐怖事情，像是磁磚飛起來、床一直旋轉……等等。有時他甚至會陪我演戲，嚴重時我會有幻聽，常常忽然間抓著他問有沒有聽到，他總不厭其煩地回應我說：「是不是這個

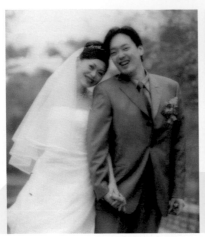
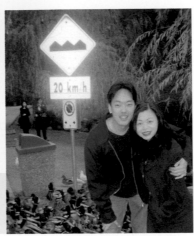

『咿——』的聲音?好像有喔!」,他是最積極、最勇敢的陪伴者。

　　那時的我晚上睡不著覺,白天下不了床,整個人毫無生氣,說出口的全是負面、無力的悲觀話語,有時回過神來看著心愛的人也被自己拖累、生活都受影響,心中除了愧疚、怨懟,更想著如何結束這爛命一條,讓家人獲得解脫。但先生的話點醒了我,他說:「你反正都會暈,與其在家裡暈成這樣子,那你為什麼不做一點改變?不如去山上、去操場跟自己拚了!人終究會死,你先努力過後再去想死這件事。」這段話讓我啞口無言,也讓我提起了一些鬥志。

　　他為了鼓勵我做一個勇敢的人、勇敢走出去,每天給我一個任務,讓我徹底執行,如:澆花、繳費、買衣服、跑步、畫畫、學攝影、甚至「爬山」!爬山對我來說是一個很關鍵

的改變，也可以說是我啟蒙了我的運動人生。

　那時先生要我每天去爬山，其實爬得當下真的好痛苦，每一步都暈，每一步都在恐慌，但一步一步竟然也就爬完了！心中會出現一個鼓勵的聲音告訴自己：「你怎麼這麼棒？頭這麼暈還可以爬山！」慢慢的，每天不會只想著頭好暈、睡不著，而會變得有點期待爬什麼山、可不可以爬更快。運動魂被徹底勾起，每天都想挑戰自己，生活多了更多話題、樂趣與期待，人自然就多了活力。

老天派來的小天使

　憂鬱症的時候其實我是沒有能力盡到母親的責任的，孩子在跟我說話但我聽不進去，她對著我笑但我笑不出來，她

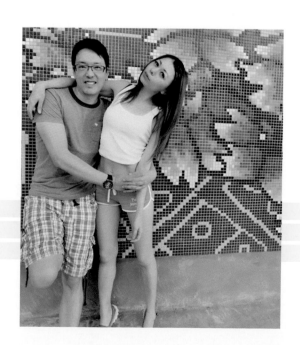

看我不開心，她會說：「媽咪我彈鋼琴給你聽」，但我會要她別彈了，我頭好痛……我只關注在我頭暈這一件事，但女兒會好懂事地跟我說：「媽咪，你不要想頭暈，你看我跳舞。」女兒真的是老天派來的小天使，也常常在我想不開的時候，成為阻止我做傻事的小小救命恩人。每當我又陷入負面情緒時，只要一想到我若一走了之，女兒會變成沒有媽媽的小孩，可能會被別人欺負、被別人笑，我就能瞬間驚醒，告訴自己不能這麼自私。

　　我很慶幸擁有如此懂事貼心的女兒，雖然在她的童年回憶裡，有兩年時間媽媽都是躺在床上、整天昏沉沉的，連幼稚園畢業典禮也沒能參加。但體貼的她從沒對我說過一句抱怨，在爸爸父兼母職的期間，也從沒有任性地耍脾氣，最可貴的是，我們母女的感情並沒有因此變得生疏。這部分最要感謝先生在孩子面前的教育，因為先生的全心投入、專心照顧，讓孩子轉移了媽媽無法陪伴的不安感，也能用輕鬆的態度看待媽媽的身體不適。當時先生在孩子面前都是半開玩笑的說：「媽媽只是懶惰、愛睡覺，睡不飽才會頭暈。」讓孩子心理不會產生自卑感與比較心態，這點對於孩子健康心理的養成有很大的幫助。

　　身邊還有許多家人朋友都默默陪伴著我，我公公是個非常開明的人，性格也非常開朗，他非常豁達，總是關心著我吃飯沒、別著涼，生病那段期間，公公也時常關心我說：「孩

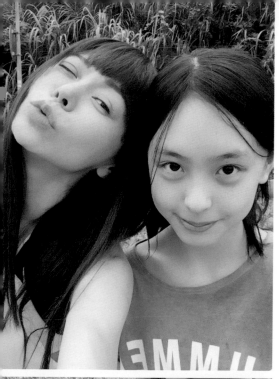

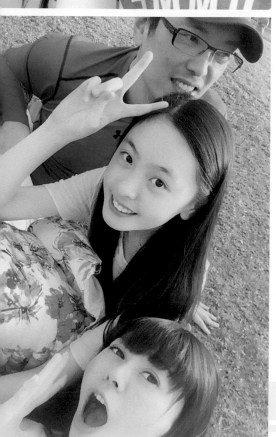

子啊！你到底憂鬱什麼？你有那麼好的老公、那麼好的女兒、那麼好的工作，你要開心一點啊！碰到事情想開一點就好啦！」同事朋友們更在我跑醫院的時候常常輪流來陪我，給我很多溫暖鼓勵，讓我不會一直沉溺在悲觀、負面的情緒中，我真的很幸運。

走過憂鬱

回想起這段痛苦的經歷，我是心懷感激並抱持肯定態度的，我深信這是我人生中必然要經過的一個關卡，走過這一關我才知道——其實人生沒有那麼好過。從前我很幸運的，只要努力就能成功，生活過得太順利了，順利到從來沒有想過「失敗」會到來，經過這20個月每分每秒的磨難，我學會讓自己「堅強」，我告訴自己：只要努力過、不愧對自己就夠了！後面不管如何，都要堅強、勇敢的面對！

以前聽人家說憂鬱會腐蝕心靈，

直到經歷過我才知道那是真的，那是一種心絞痛、胸口發悶、喘不過氣、吸不到氣的「複合型難受」，真的很痛苦，彷彿憂鬱真的在啃食你的心一樣。那種刺痛感跟胸悶感一直壓抑在心上，讓你渾身都是「不知道自己到底在煩什麼」的執念，莫名其妙想生氣，一點好的念頭都沒有，全部都是負面、邪惡、悲觀、憤怒的情緒。而當你終於能從那身心地獄跳出來，你會發現接下來的人生磨難都不算磨難了。

憂鬱症會發生的原因，其實是來自於心思太過細膩，容易把自己一點點的不舒服或缺點放大，大到看不見圍繞在身邊的快樂與幸福。這時候透過藥物能幫忙平衡你的思考，讓你跳脫本來的悲觀思考。

每個人心中都會有觸發自己恐懼感的東西或經驗，就像我害怕暈眩這件事情。但沒關係的，「害怕」的情緒要移除是需要時間的，告訴自己慢慢來，不要給自己過多的壓力，有時候你甚至會發現，你怕的不是恐懼本身，而是恐懼來臨前自己給自己的壓力與擔憂。

常常有人說憂鬱症不可能全好，我也是這樣認為的，當我終於能用樂觀的角度去看事情時，我才有勇氣去回顧兩年前的自己。我發現其實最大心魔還是自己，當你很害怕的時候、當你對自己沒自信的時候，其實憂鬱因子還是會回頭來

找你。所以,與其追求百分百的療癒,不如找到與他和平共處的方式。現在當我很焦慮的時候,那個暈的感覺還是會出現,但我已經知道如何應對他,如何給自己安定的力量,告訴自己:「我沒事,我那麼棒,OK的!」

心堅強了,再也沒什麼好害怕

在考到健身教練執照並決定要開班授課之後,其實我也收到不少批評,那些批評來自於台灣社會對於女生的既定印象。我在臉書上時常會分享健身動作影片以及健身成效,為了展現運動能鍛鍊出後天的好體態,不乏一些露臀、露腰、露背的照片,便會有道德魔人跑出來說三道四,覺得我敗壞社會風俗,這樣的評語也連帶影響到我先生與女兒,我們也曾因此開過家庭會議,好在先生和女兒都能理解我,並且支持我,讓我勇敢做我想做的事。

經歷過憂鬱的逆襲,開業後的惡意攻擊,對我來說已不算什麼了!我變得比較樂觀,比較堅強,也懂得轉念,對我

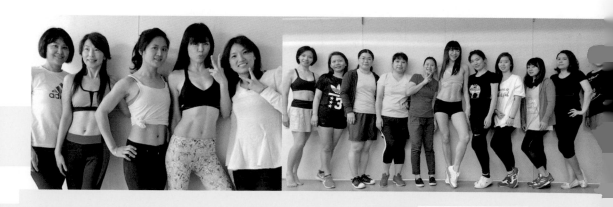

來說，面對困境與低潮，變得不那麼難過了，我的心變堅強了！心堅強了，就沒有什麼好怕的！相比於之前憂鬱症身心的折磨，現在不管碰到什麼事情，我會類比當時的處境告訴自己：再怎麼慘都沒有那時候慘吧？那些分分秒秒的痛苦我都挺了過來，真的沒什麼能擊敗我了！

除了更堅強，我也變得更柔軟。一直以來我都是惜情的人，就算從事多年金融工作，也不曾改變我的個性，我始終重視人情大於金錢，但我必須自白，我身處的環境簡單，生活又過得順遂，以前朋友若有事求助於我，我往往只能說出：「怎麼辦？怎麼會這樣？」因為我不能體會，不能理解朋友的困境，只能說出空泛、附和的話語，沒辦法提供實質幫助。但現在我自己走過低谷，我看懂了許多事，我能體會一個人遭逢生活低潮的處境，能感同身受，並真真切切地幫助到他。這股熱忱一直持續到現在都還不停歇。

來報名運動瘦身班的學員有很多是媽媽族群，有些人對自己沒自信、有些人沒有人生目標、有些人長期不快樂，我在他們身上看到自己曾經的影子，我希望運動能讓他們恢復他們應得的快樂與自信，我用自身經歷去鼓勵他們，用不斷精進的教學進化他們，如果沒有這股熱忱與同理，大概也會被這樣的負能量給推垮了！這應該可以說是憂鬱症帶給我的額外禮物，對吧？

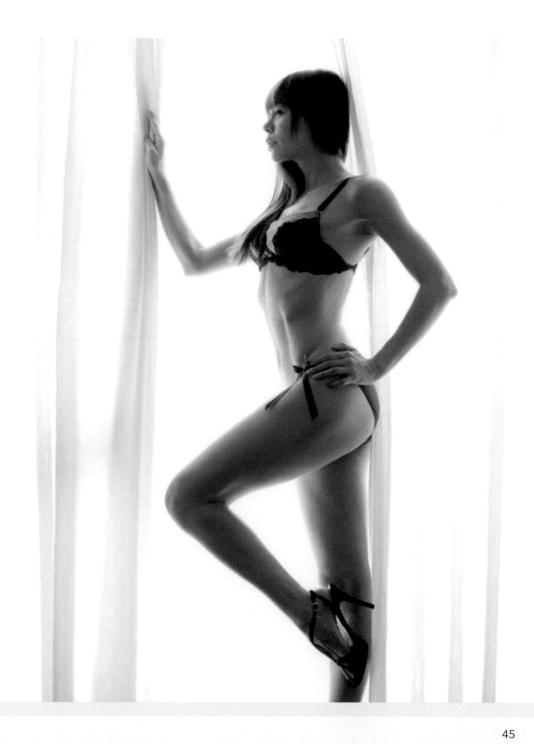

別再陷入
運動迷思！

關於運動的30道問題

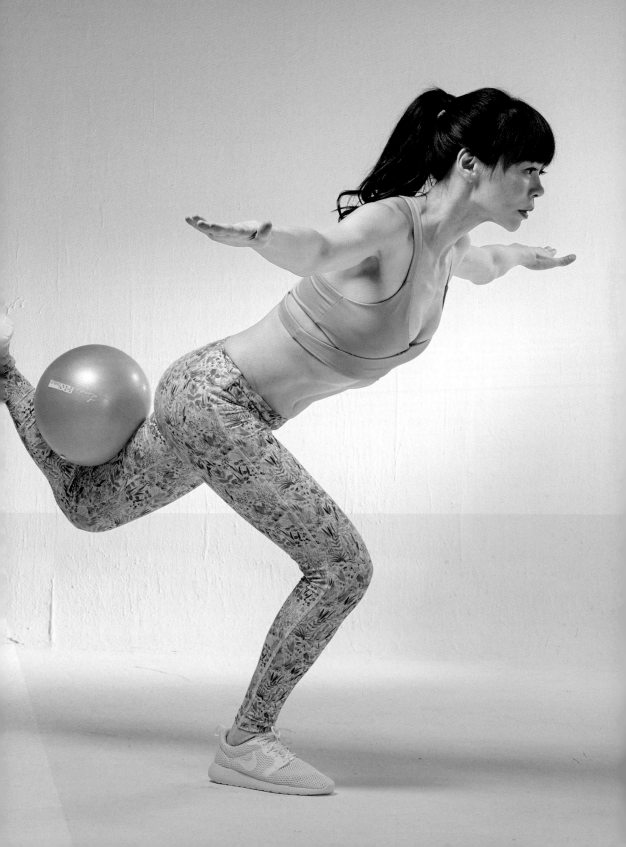

體脂肪過高，但沒有運動習慣，該怎麼開始踏出第一步？

培養運動習慣很重要，不管是有氧運動，如：馬拉松、騎自行車、游泳、打球……等，或是無氧運動，如：重量訓練、舉重、跳遠、伏地挺身……等，只要培養起愛運動的習慣，就是成功的第一步。把運動當成習慣，像吃飯喝水一樣自然，才能持之以恆。建議初接觸運動的人可以約親朋好友一起，有伴互相激勵會比一個人更有動力喔！

若想要練出有線條的體態記住一定要雙管齊下，有氧與無氧並行，如此才能消耗多餘脂肪並增加更多肌肉。

我四肢都瘦，只有肚子大，有沒有運動可以局部瘦身？

首先，四肢瘦、肚子大就是因為不運動造成的！隨著年齡增加，四肢肌肉會漸漸開始萎縮，而脂肪則開始囤積在軀幹，以誇張一點的視覺效果來表達的話，就像青蛙一樣。建議有這種情形的人，現在就從有氧運動開始做起，全身性規律的運動模式燃燒脂肪，降低體脂率，再進行腹部重點加強訓練。

第二，運動絕不是動哪個部位就能瘦哪個部位，脂肪是全身性的增加，當然也是全身性的減少，透過運動能達到局部增肌、塑身，但絕對無法達到局部瘦身一事。

	有氧運動	無氧運動
類別	馬拉松、飛輪、游泳、打球、爬山……等	重量訓練、舉重、跳遠、伏地挺身、短跑……等
時間	較長（至少 30 分鐘）	較短
強度	較低	較高
心跳率	約 50%~90%	視運動類型定義
難易度	較容易	較困難
訓練成效	提升心肺耐力、控制體重、降低體脂	提升肌力、肌耐力、雕塑曲線

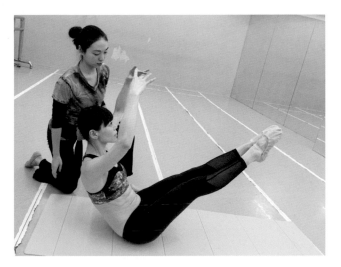

夠的營養才能產生。

運動是把肥肉變成肌肉？若沒有繼續運動，肌肉會變回肥肉？

　　一定要記住一件事——肌肉跟脂肪井水不犯河水，兩者不會互換！利用重量訓練追求肌肉養成，提高基礎代謝率，可促進脂肪燃燒，攝取過多熱量如果沒被身體利用，將會變成脂肪。

　　運動與否絕對不會影響肌肉變脂肪或脂肪變肌肉，因為兩者無法轉換，是獨立、無關的個體。

有人說健身要先吃胖再練肌肉，也有人說要先瘦身再練肌肉，到底應該如何開始健身？

　　無論是胖子或瘦子，想改變體態，吃的總量當然重要，但絕對要與重量訓練並行！吃的多如果無法妥善利用，多餘的熱量會轉換成脂肪囤積，所以一定要透過訓練增加肌肉量，基礎代謝率才會提高，才能達到減脂的目的。

　　刻意減重有可能會減到肌肉，反而會讓基礎代謝率降低，所以肌肉的增加絕對是要搭配重量訓練及足

運動時間越久、效果越好？適當的運動次數與時間是多久？

　　依美國運動醫學會的建議，每週至少要運動3～5次，每週只運動1～2次者，其健康效益遠低於3～5次者，但天天運動者與每週5次者，其健康效益差異不大。

若是有些人因工作作息的限制無法一次較長時間持續運動，或是因健康狀況無法負荷較大強度的運動，也可以「分期付款」方式，每次運動持續時間較少，但一日多次，或是強度較弱但總累積時間較長，達到預期的每日總能量消耗，如此也可達到適當的運動效果，千萬不要因為可持續運動的時間較短暫，而此放棄運動，當然，訓練品質才是最重要的。

運動時流越多汗、代表運動成效越好？

出汗越多並不代表減肥效果越好，因此我們不能從流汗量的多寡來判定你的運動量夠不夠，判斷的依據應該以運動時間、強度及心跳率表現為主才是。汗水有調節體溫的作用，同時也排出部分代謝廢物。通常有固定在運動的人，稍稍動一下就會大量出汗，那是因為他們的身體調節溫度的能力比一般人更有效率，並不表示他們運動很久了。

出汗的原因主要是把體內的多餘熱量散發出去，大量的出汗導致人體處於失水狀態，因此會產生體重減輕，但僅是減少水分，真正減肥應是減少脂肪才對，每天進行適當的運動，消耗一定的熱量，這樣才能達到有效減肥。

規律運動後體重反而增加，是正常的嗎？

這個問題牽涉到身體組成的成分，身體是由骨骼、肌肉、水分、脂肪及血液及細胞體液等組成。必須先了解脂肪與肌肉的代謝比率，肌肉燃燒熱量效率是脂肪的十倍，每1kg肌肉一天能消耗100大卡熱量，而每1kg脂肪一天只能燃燒4～10大卡而已。理解兩者的新陳代謝率的差異後，便可了解在運動初期，身體脂肪的代謝率還不及達到，但肌肉卻增加了，於是表現在

體重計上必然是數字增加，特別是運動初期最為明顯。

但在經過一段時間，代謝率漸漸上升，脂肪逐漸燃燒消耗掉，體重便能緩慢而持續的下降。

但在這裡仍要宣導一個重要的觀念，減重不應該拘泥在體重計上的數字，更應該留意的是體脂率，相對於肌肉，脂肪的體積大、重量輕，因此若能減去脂肪，體重變化雖然不大，但整個人會像是瘦了一圈一樣，瘦身效果更明顯。

現在跑步正夯，跑步是適合每個人的瘦身方式嗎？

事實上，運動瘦身要有效果，必須肌肉產生收縮，才能燃燒體脂肪、增加肌肉量，且雕塑緊實曲線，所以想靠跑步減肥者，除了飲食上控制總熱量、定期持續的慢跑，最好再搭配一些重量訓練，減肥效果會更明顯。

瘦1公斤必須消耗7700卡，慢跑一小時才消耗400卡，對肥胖者來說，跑步不應是瘦身第一選擇！雖然跑步機可調整強度，但熱量消耗仍有限，若無同時控制熱量攝取，短時間內很難達到瘦身效果。且近年來跑步引起膝蓋疼痛不適的患者

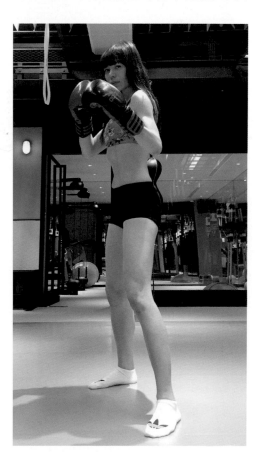

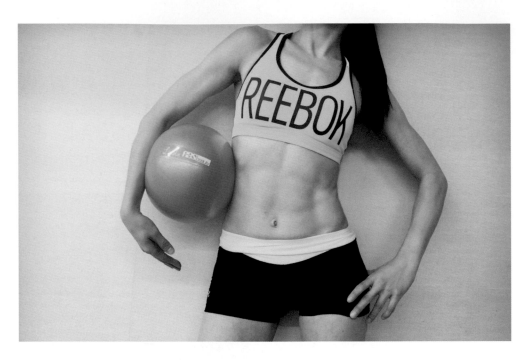

比過去增加許多，建議原本沒運動習慣的人，若想透過跑步健身或減肥，一定要量力而為。

「挑對食物、吃的開心、配合運動」為瘦身三大原則。建議輕度肥胖者不一定要嚴格限制飲食，只要適當增加跑步、健走或騎車等體力運動，很快就能達到滿意的效果；至於中度以上肥胖者，則必須控制飲食及結合運動，並「長期堅持」才有效果。

身上有舊傷還能健身、重訓、跳小球操嗎？

任何運動和訓練都可調整強度，可斟酌訓練範圍、組數及休息時間，除非已無行動能力之人，否則每個人都需要運動，都應該運動。舊傷可經由訓練強度較低的復健開始，避開特定疼痛角度，以達到物

理治療的目的，同時強化傷部的復原力。小球操一樣可以調整適合的強度喔！

如何判斷自己的運動量夠不夠？強度夠不夠？

原則上每周至少運動3次、每次至少30分鐘的運動量已是足夠，運動是好的，但若缺乏有計畫的鍛鍊，整天狂操狂練，那後果不只是過度運動、身體受到傷害，心理也會感到疲乏。因此，適度的休息非常重要，不僅能避免過度訓練，還能降低運動傷害的風險，讓你的身體有時間修補損害、增長肌肉。

而運動強度的判斷主要以身體是否感到暖和、呼吸是否吃力為標準，但有研究顯示運動者容易高估自己的努力，建議運動者可以利用手機紀錄訓練的時間、重量、次數，或是買一隻有監測心律功能的手錶，隨時追蹤自己的體能變化。

但請切記，做任何運動只要達到訓練目的、量力而為就好，記得在練習過程中，增添休息時段，並且適時補充足夠的營養，便能預防過度訓練。適當放慢步調也是訓練中很重要的一環喔！

想運動進入停滯期，該如何面對？

所有的減重一定會遇到停滯期，這是正常的生理保護機制。很多人會在停滯期時選擇「少吃」來突破，但這是大錯特錯的方式！

當我們為了減肥而開始做飲食控制並且開始多運動，經過了一段時間之後，身體會開始適應你每天的攝取的熱量以及你的運動量，去為你的身體做一個新的調整。假設我們的基礎代謝率有1400，表示我每天就是至少可以吃進1400卡也不會變胖，但是為了減肥，於是我開始每天只吃800卡，一開始的確會瘦，但當身體進入了重新調整的階段，它會發現你每天都只吃800卡根本

不夠，於是身體會開始啓動保護機制，不僅讓你吃進的東西全部都儲存起來，同時它也會認為你的身體並不需要用到1400卡來維持運作，於是降低你的基礎代謝。身體為了保護主人，很自然的就會有這些自動的調整，而你的身體也會去習慣你現在的飲食和運動，自然體重就難以再往下降！

不要用減少食量或是採用吃低於基代的方式來突破停滯期，「少吃」會帶來更負面的效果，你真正需要做的是加強運動強度，並且配上能夠增加肌肉量的肌力、重量訓練，提高代謝率，讓身體可以燃燒得更快。

瘦身一定要挨餓嗎？飢餓可以加速脂肪燃燒？

想要瘦身，挨餓是許多人選用的其中一個方法。但挨餓時身體的防禦機制反而會消耗肌肉，因為肌肉提供熱量的能力是肥肉的25倍，所以挨餓反而會流失肌肉，造成基礎代謝率降低，可在短時間看到體重數字減輕，但長期下來營養不良會造成內分泌失調、基礎代謝率降低，一旦恢復正常飲食，脂肪生成的速度將會比之前更快速，這也是為什麼節食後復胖比例極高的原因。

中年發福更難瘦，代謝不比年輕人，有什麼方法可以加速嗎？

有氧運動是加速新陳代謝最快速的方式。每週3次、每次30分鐘、運動後每分鐘心跳達130下以上，這樣的效果是最完美的。同時還要養成早睡早起、吃早餐、多喝水的好習慣，這樣代謝就會提升上來了。事實上，如果人體減少熱量攝入，代謝率也會隨著下降。人體是一個很精明的能量銀行，你吸收得多，它就會儲存起來（轉化成脂肪）；吸收少了，它就會降低消耗（降低基礎代謝率），同時還可能減少在器官維護和免疫能力上的「支出」。

當你通過節食的方法期待瘦身時，身體對你長時間缺少熱量攝入的反應是「你在忍受饑餓」。這時，你的身體將自動降低代謝率，從而減少熱量消耗，盡可能多地保留熱量。這與你節食的目的背道而馳。更可怕的是，一旦你難忍饑餓，恢復到節食前的熱量供給，「降低」的基礎代謝率一時無法回升到原來的水準，反而會造成熱量囤積，出現越減越胖的局面。如果你在減重過程中多運動，就能抵消這些變化。保持良好的平衡飲食以及鍛煉，才能讓身體保持消耗熱量的代謝率。

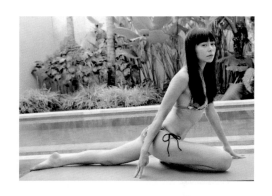

怎麼吃才能幫助減脂又能維持運動效果？

每天攝取的營養總熱量絕對必須大於自己的基礎代謝率，請不要懷疑，如果想長期維持健康的方式進行減脂，就不能讓自己的基礎代謝率有降低的機會。第一就是每日攝入的熱量不能低於身體原先支出的熱量，即基礎代謝率，防止身體開啓保護機制。第二就是要擁有足夠的能量去供給運動時所需的熱量，以及適量的蛋白質修復與建構肌肉，建議碳水化合物佔一天比例的50-60%，蛋白質佔30-40%，脂質佔20%。低碳水飲食法絕對不適合長期進行，因為神經細胞唯一的能量來源就是葡萄糖。

三餐應該怎麼吃？有什麼要注意的？

很多人為了減肥而節食，東西吃少少、這不能吃那不能吃，還沒減肥成功卻已經陷入部快樂的情

緒了，我的飲食原則其實很簡單，最重要的就是三不——不吃麵粉類食品、不吃甜品甜湯、不吃加工食品。只要精挑細選，還是可以吃飽又吃的開心，以下提供大家我的三餐食譜。

此外每天一定要多喝水，我每天會喝到2000 c.c的量，此外不加糖的咖啡和茶都可以喝，水果不要飯後吃，當作餐與餐之間的點心，且要選吃糖份低的水果，如芭樂、蘋果、小番茄。運動前可以吃香蕉、地瓜以減少運動中乳酸釋放的不適感；運動後則要補充蛋白質，茶葉蛋、豆漿都是不錯的選擇。

易胖體質怎麼吃都胖，連喝水也會水腫，要如何喝水？

人體的構造中有70%是水份，水是身體的必需物質，所有體內的生化反應都需要水的作用，一旦身體缺水，就連燃燒脂肪的反應也會變慢。常聽到有人抱怨自己「喝水也會胖」，或擔心水腫而不敢多喝水。事實上，水不但零熱量，身體代謝水出去還須消耗熱量，並有助排除減重時產生的老廢物質，想減重更要多喝水。而認為喝水也會胖

三餐食譜

	主餐	提醒
早餐	正常吃 三明治（不加美乃滋）、蛋餅（油少一點） 美式黑咖啡或低糖豆漿	不吃加工食品（蘿蔔糕、麵包）
午餐	正常吃 便當一個（改糙米飯，菜蛋肉都要有）	盡量不吃炸物，若無法選擇則要去除炸衣
晚餐	減少澱粉攝取 不吃飯麵，吃菜蛋肉湯	體重沒有過重者可吃半碗糙米

的人，大部份是40歲以上，基礎代謝率降低，即使吃得少但消耗的熱量更少，所以會繼續胖下去，造成惡性循環，這時反而要多吃一點，增加代謝率並運動，才能瘦下來。

一天最好能喝到2公升的水（腎功能不佳者除外），多喝水有助血液流動，循環順暢，減少血管堵塞產生的血壓、膽固醇上升等問題，所以多喝水會更瘦、更健康。而運動前先喝水可加強流汗，達到代謝、排毒的功效。但無論是感到口渴或是運動流汗後，千萬不要一次快速喝下大量的水，因為一次灌入太多水，腎臟會收到「進水太多」的訊號，加速排尿的速度，反而讓喝下去的水立刻流失，沒有足夠時間送到身體各處。如此就容易產生水腫。然而追究最終的原因，都不是因為喝水而發胖。

想要練出肌肉要多吃肉？

運動做足，營養也一定要充足，肉類只是蛋白質的其中一個來源，重要的是每日要攝取足夠的蛋白質含量，以修復並建構肌肉。但驅動全身能量的主要來源是碳水化合物，所以健身時不能只專注在吃肉或攝取蛋白質，還是要維持澱粉類的攝取，才能補足燃料繼續向前衝。吃肉只是長肌肉的方法之一，但不是唯一。

運動前後可不可以吃東西？多少時間內要吃？有可以幫助燃脂的食物飲品嗎？

建議運動前兩小時可吃中等GI食物，例如：燕麥、全麥麵包，讓身體有足夠時間吸收消化，轉換成熱量，提供運動時的能量所需。運動後則建議補充蛋白質食物，例如：茶葉蛋、豆漿以及最佳選擇乳清，以達到肌肉的修護與建構。左旋肉鹼具有幫助脂肪代謝以及產生能量的效果，但搭配有效的運動才能事半功倍。

是不是不吃澱粉就會瘦？

我們不可能完全不攝取澱粉，所吃進去的澱粉，會在身體裡面轉化成葡萄糖，以隨時隨地提供神經系統還有器官能量，讓我們的情緒維持穩定與專注力，以從事各種各樣的體能活動。

如果完全不吃澱粉，大腦就會在缺乏葡萄糖的情況下，啟動壓力荷爾蒙「可體松」，讓你拚命想要去找醣分攝取，這也是為什麼挨餓過度反而會造成暴飲暴食的悲劇。甚至，長期不攝取澱粉會導致荷爾蒙失調，形成有名的溜溜球效應而越減越肥，因此，比起將澱粉完全拒於千里之外，懂得食用「優良澱粉」，反而讓我們的健康與減肥之路能夠走得更長久。

只要每天吃的量不超過個人的基礎代謝率，就會瘦？

當然會瘦！因為補充的量低於

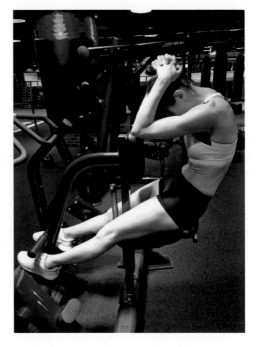

需要的量，長期不足的後果，身體會開始選擇燃燒脂肪以換取產能，好維持生命的活動力，而當然也會選擇肌肉，當肌肉被消耗掉，基礎代謝率降低，當日後再補充大量食物，忽然增加的能量體內來不及吸收，絕大部分都會變成脂肪喔！

多吃水果可以幫助瘦身？哪些可以多吃、哪些不可以？

所有的水果都含有大量的維他命、水分、纖維、抗氧化物。減肥水果三大選擇：蘋果、芭樂、小番茄，這三樣水果都有共同的特性，那就是低糖高纖，並能幫助代謝。蘋果熱量不高，且營養素豐富，又能帶來飽足感；芭樂最甜的地方在於籽，若只吃果肉熱量更低，可增進腸胃蠕動；小番茄一樣是低卡水果，且含有茄紅素與維生素A，對減肥者來說可補充維生素。 但是有些水果糖分特別高，包括芒果、香蕉、葡萄、櫻桃等，減重者不能吃太多。

生理期來的時候，可以運動嗎？

運動可以加速血液循環，幫助經血排出，適量運動是沒問題的。但每個人的生理期疼痛程度不一樣，如果生理期來不太疼痛的話，一樣可以運動的。

但經期時人容易疲倦，我會建議量大的前幾天可以將強度調低，或是將時間縮短，之後便可依照往常的習慣運動。

懷孕時可以運動嗎？

懷孕時期若能適當地運動，對於孕婦有很大的幫助，一方面是運動可產生腦內啡，讓孕媽咪保持好心情，另一方面也能讓體能保持在最好狀態，改善血液循環及不舒

懷孕運動的好處

改善循環，增進心肺功能，減輕懷孕時頭暈、疲倦及喘促。
適度運動可刺激胰島素分泌，降低妊娠糖尿病的發生率。
促進肌力平衡，增加關節穩定度，可以預防背痛及肌肉和關節痠痛。
控制體脂肪的增加、預防妊娠紋，幫助產後身材恢復。
改善靜脈血液回流不佳現象，預防靜脈曲張，舒緩水腫及抽筋情形。
運動時大腦會釋放腦內啡，能使人心情愉快，預防產後憂鬱。

服之症狀。歐美有許多明星及模特兒即使懷孕都還維持的原有的運動習慣，適量運動能增強孕媽咪的肌耐力和免疫力，緩解孕期的腰痠背痛，到了懷孕後期，適當的運動也能使分娩過程較為順利。建議孕媽咪開始運動前務必先向醫師諮詢，特別是有心血管疾病、有過早產流產經驗的媽媽更要格外小心。

經醫師同意可以運動的準媽咪，也必須瞭解自己的體能狀況。如果一直都又跑步的運動習慣，則可以考慮將里程數縮短一些，或是改以快走替代。如果是平常就沒有運動習慣的準媽咪，可以先選擇走路、孕婦瑜伽等較溫和的運動。

生產完多久可以開始運動？

因人而異，做完月子後，只要傷口恢復理想，就可以開始恢復運動，從最輕量的逐漸增加，循序漸進。

女生做太多重量訓練是不是會變成金剛芭比？

這個迷思斬斷了許多想運動的女生的熱情。事實是即使妳想練成金剛芭比也是不可能的。女生由於先天限制，本來就不容易練出大塊肌肉來，加上肌肉力量與肌肉大小未必成正比，強壯的人未必有大塊肌肉，且必須吃得像男生一樣多，才能練出像男生一般的肌肉。

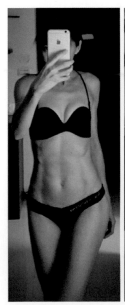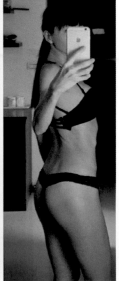

天生塌屁股，還有救嗎？女生練胸肌會不會讓胸部變硬或縮水？

天生塌屁股絕對有救，透過一定強度以上的重量訓練，一樣可以讓臀部肌肥大緊實，後天自造，一樣可以練出翹臀！

女生的乳房主要是由脂肪構成，鍛鍊胸肌並且脂肪沒有減少的情況下，胸部反而會變更大，一般女生上胸都有扁塌的問題（太瘦），顯得胸部看起來很垂，所以說練胸肌並不會讓罩杯縮水！胸肌可以讓上胸變得更飽滿，整體胸型看起來會更挺、更大。

只要持續做捲腹就能練出馬甲線？

首先馬甲線的產生是很低的腹部體脂與適當的肌肉量，持續捲腹只是讓腹部肌群持續被刺激，肌肉增加只是小肌群的肌肉增加，並不會讓基礎代謝率提高很多，體脂肪必須經由全身訓練才會降體脂。

所以想要練出馬甲線必須要有全身性訓練、飲食控制、有規律的有氧運動三管齊下才能速成喔！

如何挑選運動內衣？

身為專業的健身教練，運動內衣是我在健身時最講究也最要求的一部份，因為運動時胸部會因為運動的強度不同，而有不同程度的晃動，如果保護跟穩定性不夠的運動內衣，在強度訓練時可能會造成胸部皮膚跟乳房組織內的韌帶傷害，長期下來也會有下垂跟外擴的疑慮。嘗試過各大品牌後，我選擇來自曼谷的Wakingbee做為經常性的運動夥伴，因為亞洲品牌設計是針對亞洲女性的身材，一

穿上就能感覺較符合胸型，也較為包覆，不容易產生副乳或是外擴問題；加上泰國四季如夏，在布料的選用上更注重排汗力及透氣度，這一點對我而言也是十分重要！長時間大量運動及教學，運動內衣必須具備透氣度佳、快速排汗的功能。

Wakingbee的設計理念是微性感的舒適運動，與我從事健身專業的理念不謀而合，女人就是要讓自己無時無刻都魅力動人，穿上讓自己看起來自信又為性感的服飾運動，更能加速達到塑身健體的目標喔！

運動時可以化妝嗎？運動後如何保養臉部？

運動的時候要不要化妝，老實說見仁見智，但是我提供一下我自己的經驗分享。

我的習慣是運動時會上點淡妝增加好氣色，也許會有

人說帶妝運動流汗妝不就花了嗎？其實我不太有這種困擾，我喜歡讓自己在運動時對著鏡子或拍照對著鏡頭更有自信！所以請不要否定愛漂亮的女生想帶妝運動的心情喔！

運動後卸妝和洗臉是保養肌膚很重要的步驟，我對於清潔產品的要求很高，除了臉要洗的乾淨舒服又不緊繃，更重要的是產品的品質，除了成分要天然和安全，更不可添加危害健康的添加劑，不含對肌膚不友善的成分，來自日本的ATORREGE AD+，完全符合我的要求，高濃純的氨基酸潔淨成分，加上高效能的保濕和修護成分，讓清潔同時能夠保養，AD+的潔顏產品真的讓我很驚豔，每次使用後不但能明顯感受到肌膚的光滑與細緻，肌膚也變得更加乾淨透亮，毛孔有深呼吸的感覺，只要10秒就可以輕鬆卸除臉上的彩妝和髒污，非常

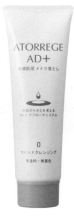

適合生活忙碌的現代人，敏感肌也很適合，清潔是美肌最重要的第一步，皮膚乾淨了，毛孔就暢通，毛孔暢通了，皮膚吸收才會好，後續保養才會更有效喔！

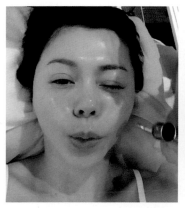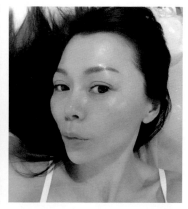

運動之餘，如何維持肌膚的最佳狀態？

運動可以幫助體型維持在美好的青春狀態，腦內啡也能幫助心情愉快，也提醒我們要疼愛自己，每一個細節都不能錯過，全身膚質都要緊實養護才是真正精緻的完美女人。八年前我選擇了菲夢絲這個二十五年老字號品牌，使用與全世界六十國同步的頂級保養——高壓氧玻尿酸Intraceuticals療程，這種保養方式台灣絕無僅有，也是國外指標型時尚盛事的名人必備保養，包含奧斯卡頒獎典禮、紐約時裝週、艾美獎……等等。在菲夢絲的照顧下，讓我38歲到46歲最容易老化的年紀，不但沒有鬆弛，還看似年輕10歲！運動後的肌肉痠痛和全身皮膚抗老保養我也是使用菲夢絲的魚子醬產品，時時按摩紓緩，非常舒服療癒。

瑪丹娜巡迴演唱會時也都隨身帶著這一台返老還童的機器，維多利亞貝克漢也曾說過沒有一個療程像Intraceuticals能讓膚質呈現最棒狀態，高壓氧玻尿酸Intraceuticals療程讓我跟全世界的名女人一樣，綻放自信光彩。

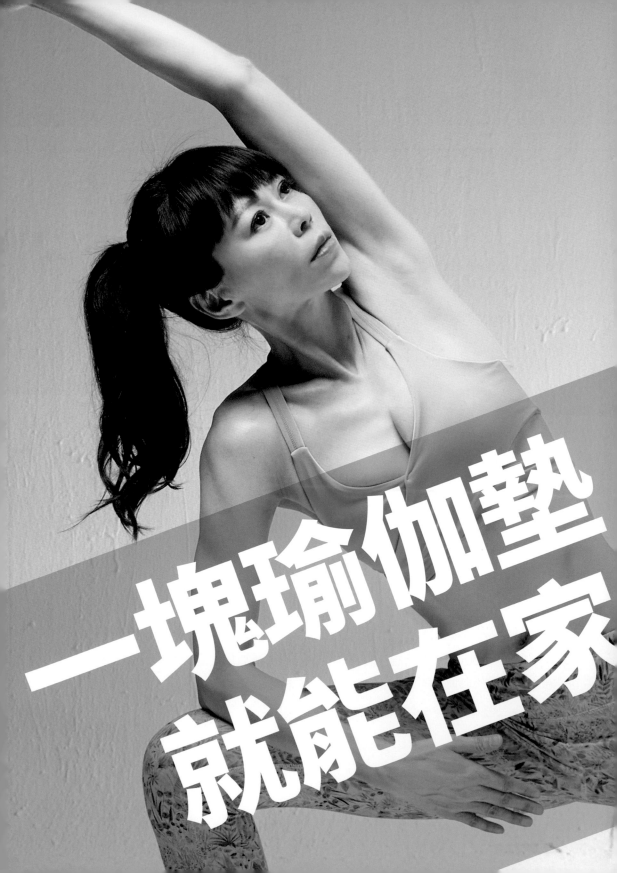

一塊瑜伽墊就能在家

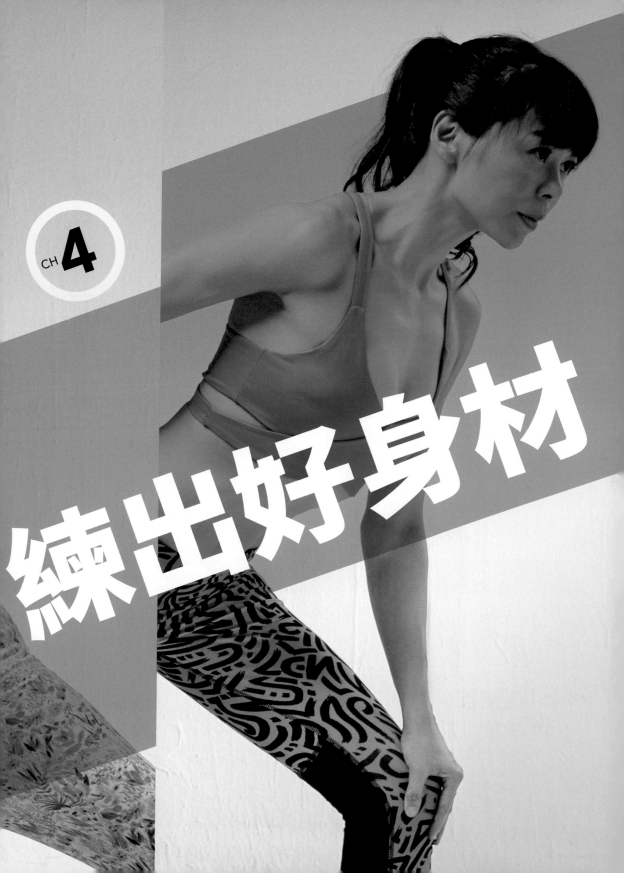

CH **4**

練出好身材

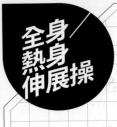

全身
熱身
伸展操

運動重要，但更重要的「熱身與伸展」可別忽略了！熱身伸展的目的就是要讓身體熱起來、讓肌肉、關節伸展開來，熱身可為之後的激烈運動做好準備，伸展可為緩和運動後緊繃的肌肉。做足熱身與伸展可降低運動傷害，更可以保護身體，維持運動的最佳狀態。

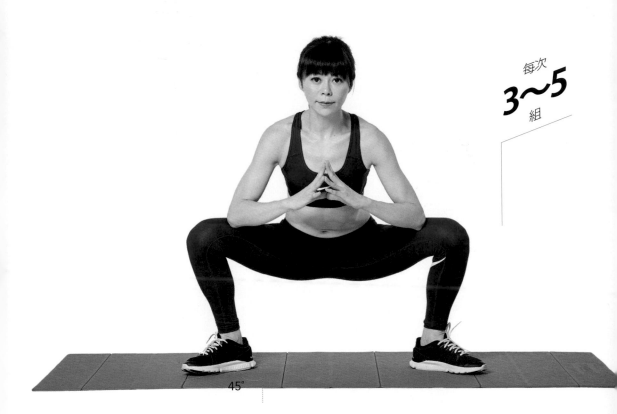

每次
3～5
組

45°

髖關節
伸展

雙腳腳尖朝外斜前方45度角，蹲低，大腿與地板平行，背打直。手軸扣在膝蓋上方，膝蓋盡可能打開同腳尖方向。蹲低維持10秒不動。

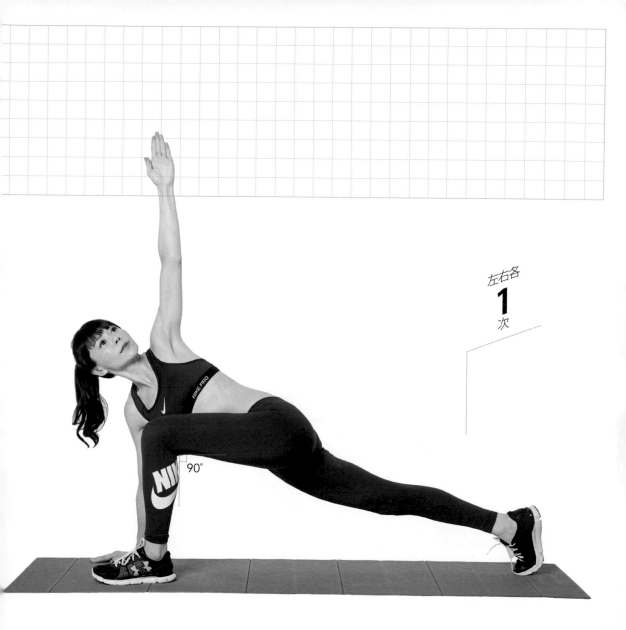

90°

左右各 **1** 次

弓箭步 伸展

全身性伸展動作，兩腳張開與肩同寬，左腳為重心，右腳往前跨一步，前腳成90度，右腳伸直，左手上舉，眼睛看向左手指尖，穩定維持12秒後換邊。

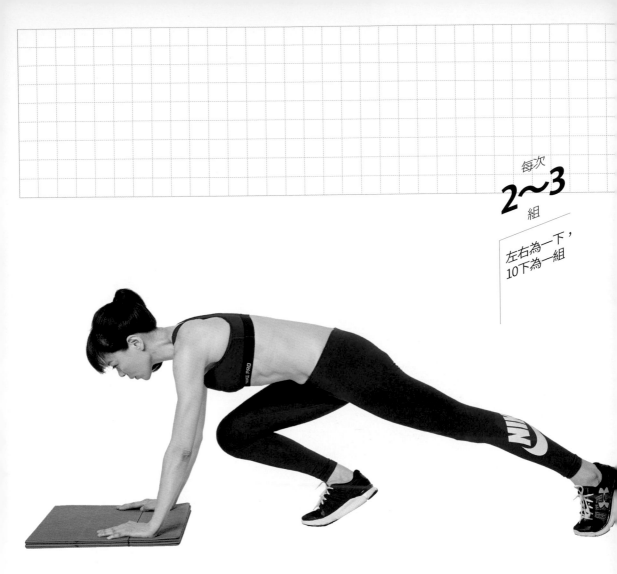

每次
2~3
組

左右為一下，
10下為一組

動作1

爬山式

雙手伸直撐在瑜珈墊上，核心使力，右腳前、左腳後。

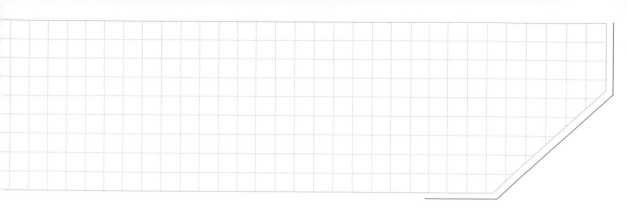

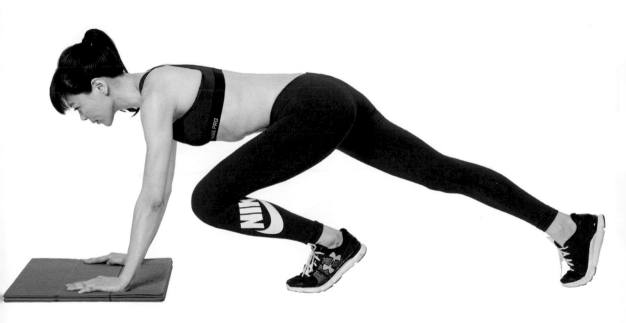

動作2

快速換腳，前腳彎曲後腳伸直，但關節不鎖死 ，腳尖觸地就好，身體保持彈性。

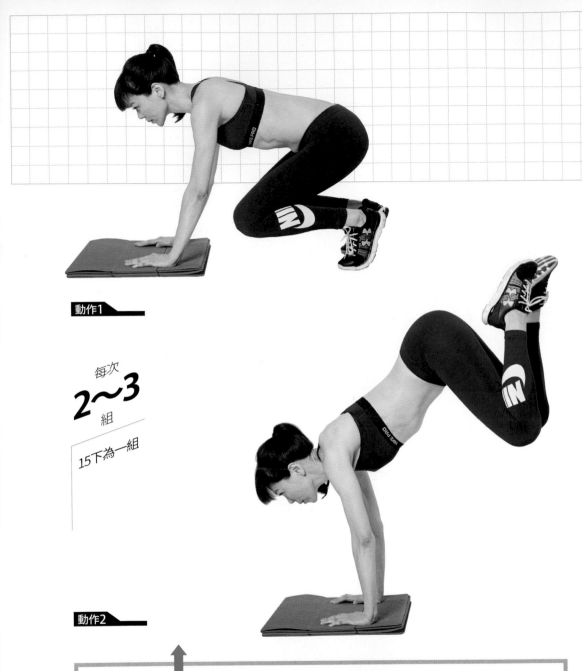

動作1

每次
2～3
組

15下為一組

動作2

青蛙跳　雙手伸直撐在瑜珈墊上，腳跟跐起，雙腿打開呈90度。重心放在肚子。手臂、核心使力，雙腿往後踢，讓腳跟踢到屁股，盡可能維持在空中1～2秒。

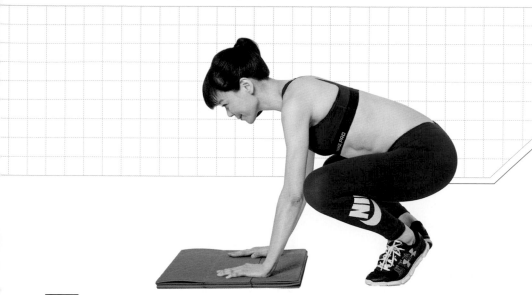

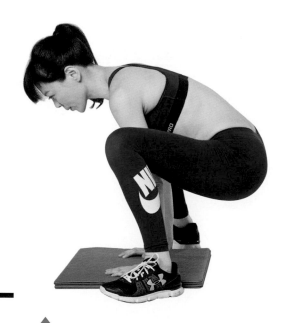

每次
2~3
組

15下為一組

動作2

相撲跳

雙手伸直撐在瑜珈墊上，腳跟踮起，雙腿打開呈90度。重心放在肚子。手臂、核心使力，兩腳打開跳到瑜珈墊左右兩側，練習開髖動作。

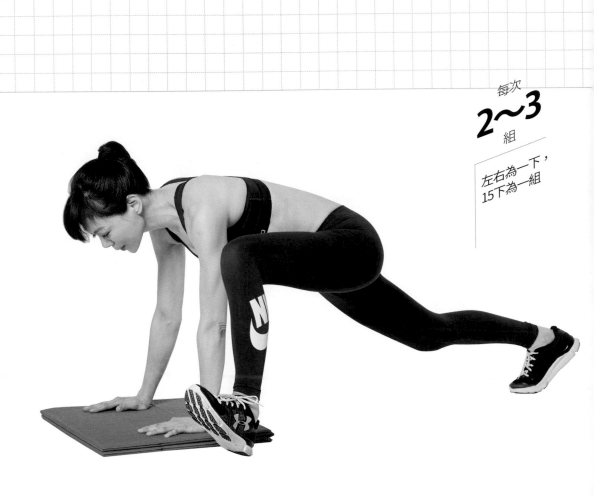

每次
2～3
組

左右為一下，
15下為一組

動作1

四方跳

同樣是開髖動作，雙手伸直撐在瑜珈墊上， 左腳朝側前跳到瑜珈墊左側，對齊手的位置，前腳腳跟落地，後腳腳尖落地。

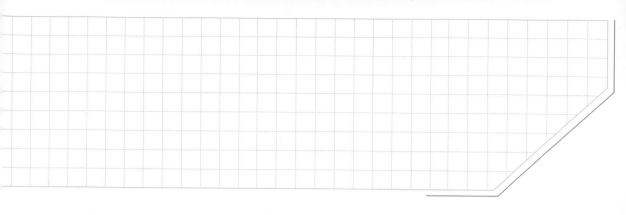

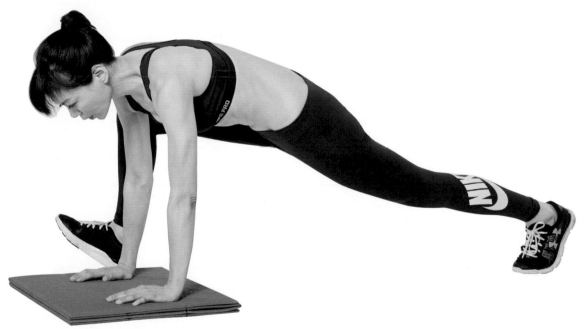

核心使力,快速換腳。

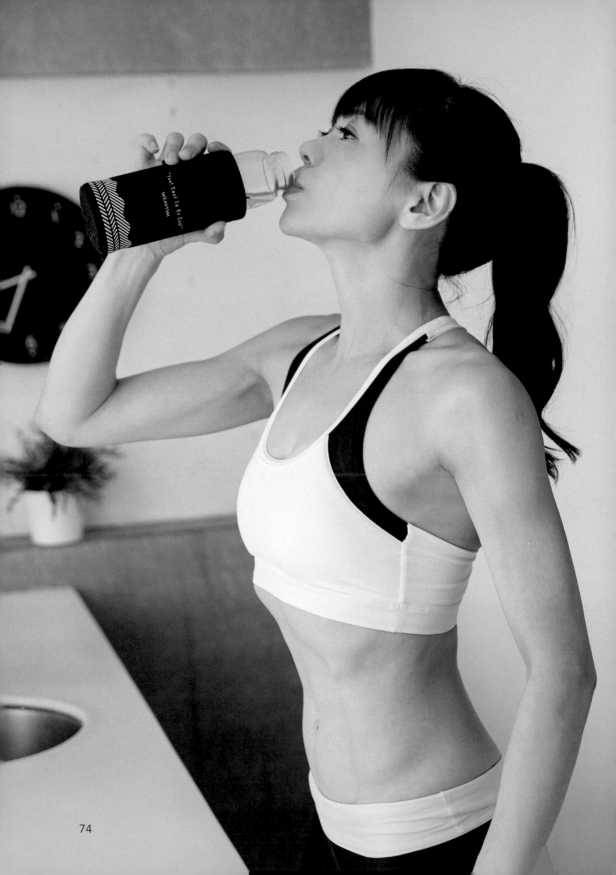

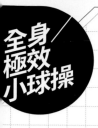
抗力球是一種以橡膠製成、彈性極佳的充氣球類，最初應用在脊椎的復健治療上，由於他具有球類易滾、不易控制的特性，能使神經舒緩、肌肉放鬆，對身體的柔軟度、平衡感都有極大的幫助。而在運動健身中，則可運用在重量訓練、核心肌群訓練及有氧運動，除了可以鍛鍊肌力，還能提升動作協調性，溶入在健身動作之中，能讓動作變得更有趣、更有挑戰，借力使力，讓健身運動更有效果。

各種尺寸的抗力球對於身形的雕塑都有各自的功能性，大球能幫助姿勢矯正、全身曲線的雕塑，小球則能深入各別部位的加強鍛鍊。擁有材質輕盈、攜帶方便、訓練多變等好處的小球，是我健身課堂上不可或缺的重要道具，相對於大球對於肌力及平衡度的要求，小球容易許多，也是我認為初學者最容易上手、效果最明顯的健身利器，接下來我特別設計了一套「極效小球操」，針對所有你在意的部位都能有效鍛鍊，在家就能執行，每天花不到一小時就能達到一日運動強度，跟著 Linda 一起動，打造你的迷人 S 曲線吧！

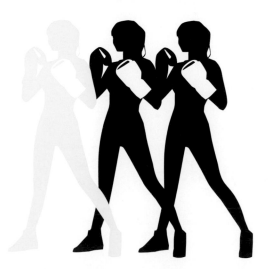

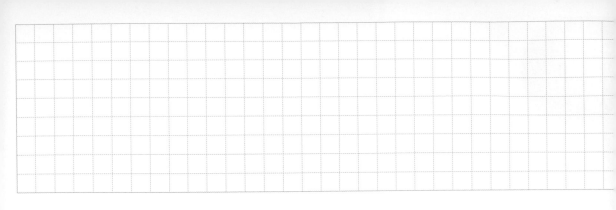

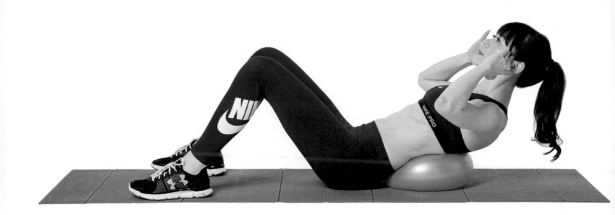

動作1

小球捲腹　先採坐姿，小球放在腰後，身體往後倒，腳跟腳尖落地。下巴與胸口保持一顆蘋果的距離，收小腹，閉氣慢慢往上。

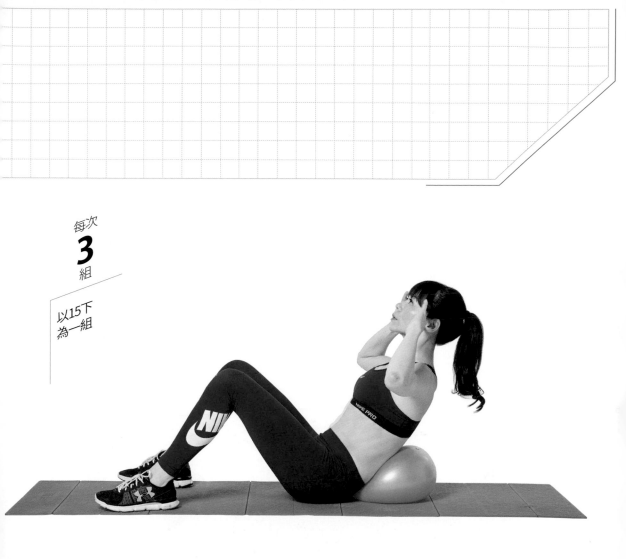

每次
3
組

以15下
為一組

動作2

核心使力,將上半身從30度提高至60度。記住脖子不要用力,會抖是正常的。

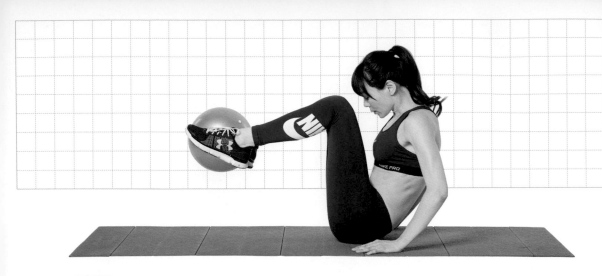

動作1

每次
3
組

以10下
為一組

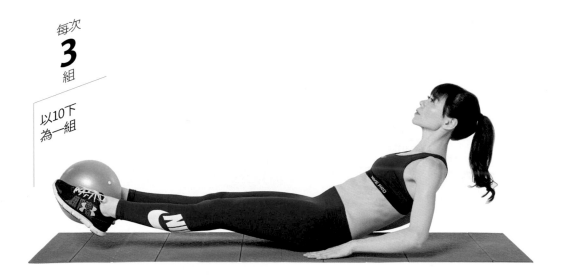

動作2

蛙人操 將小球扣在兩腳踝間，雙手彎曲撐在瑜珈墊上，記住不聳肩。下巴與胸口保持一顆蘋果距離。核心使力，雙腳伸直，下臂不貼地，收肚子，眼睛看正前方，身體會抖是正常的。

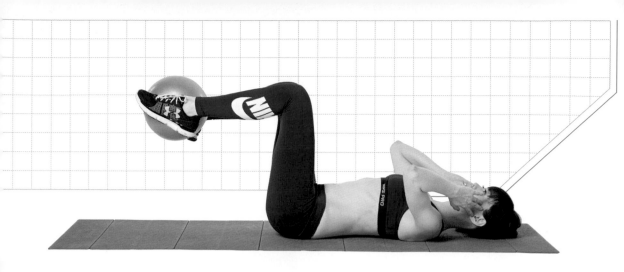

每次
3
組

以10~15下
為一組

動作2

夾球捲腹

上半身躺平，背貼近地板。小球扣在兩腳踝間，小腿平行地板。肚子使力，雙手往前平舉，眼睛看向膝蓋，維持3秒。

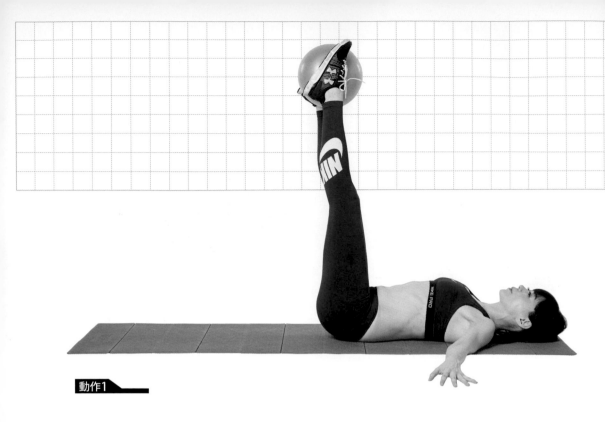

動作1

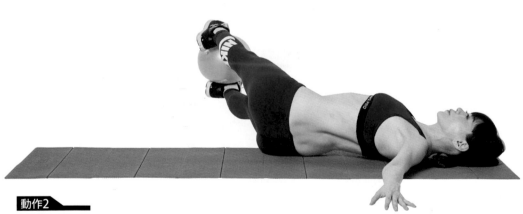

動作2

小球鐘擺

背貼近地板，盡量無縫隙。小球扣在兩腳踝間，腳伸直與地板呈90度，雙手左右張開。
雙腳伸直先往右邊傾斜，盡量貼近地板但不落地。

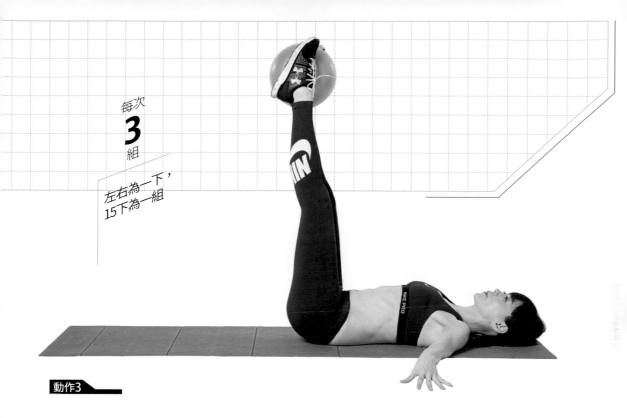

每次
3
組

左右為一下，
15下為一組

動作3

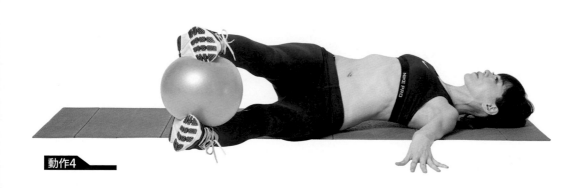

動作4

雙腳回正。
雙腳伸直往左邊傾斜，盡量貼近地板但不落地。

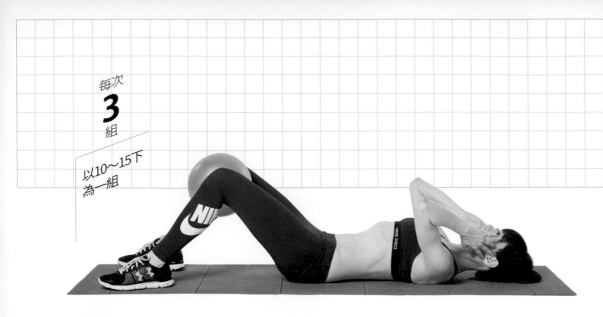

動作1

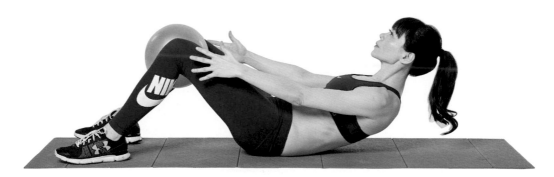

動作2

Crunch
捲腹

上半身躺平，背貼近地板，雙腳屈膝，小球夾在兩腳膝蓋之間。雙腳不動，肚子使力，接著雙手向前平舉，眼睛看向膝蓋，維持3秒。回正後，肩膀躺回墊上。

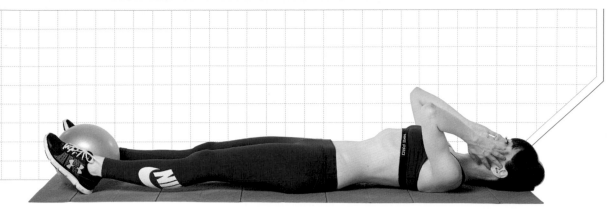

動作1

每次
3
組

以10～15下
為一組

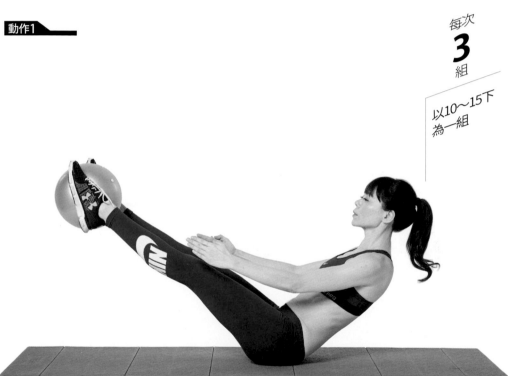

動作2

大V

小球扣在兩腳踝間，背貼近地板，雙手放在耳朵兩側。
核心使力，雙手平舉，上半身和腿維持與地板45度，維持
3秒。回正時可以試試腳不落地、肩膀躺回墊上。

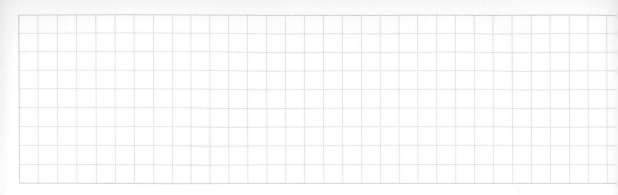

每次
3
組

以10下
為一組

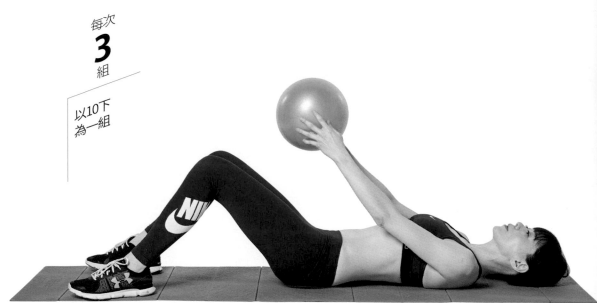

動作1

側腰捲腹 上半身躺平,背貼近地板,雙腳彎曲,腳跟腳尖踩穩地板,雙手持球在肚子上方。

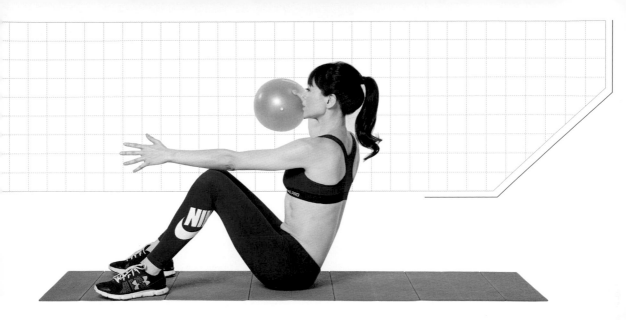

動作2

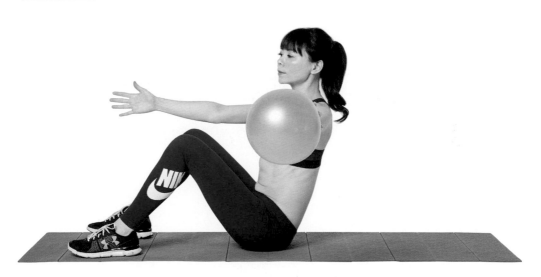

動作3

捲腹向上，右手持球，右手往右伸直，左手朝前。接著再換左手持球，左手往左伸直，右手朝前。

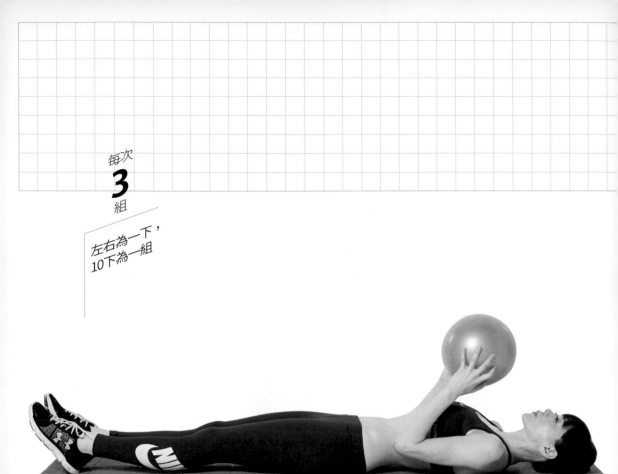

動作1

側腹訓練 躺平在地板，背貼近瑜珈墊，雙手握小球在胸口。

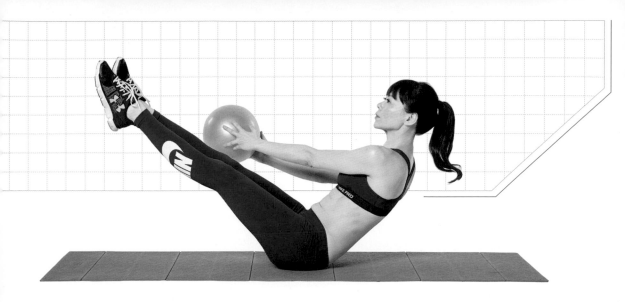

動作2

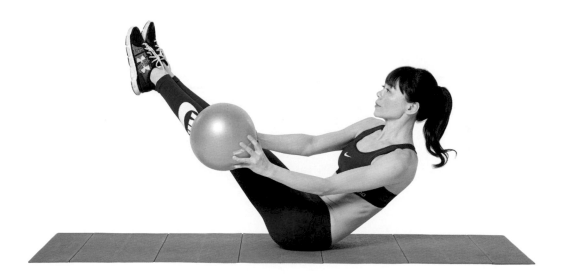

動作3

核心使力，雙手平舉向右，雙腳併攏朝左側，讓腰有扭轉感。回正後換邊，雙手平舉向左，雙腳併攏朝右側。

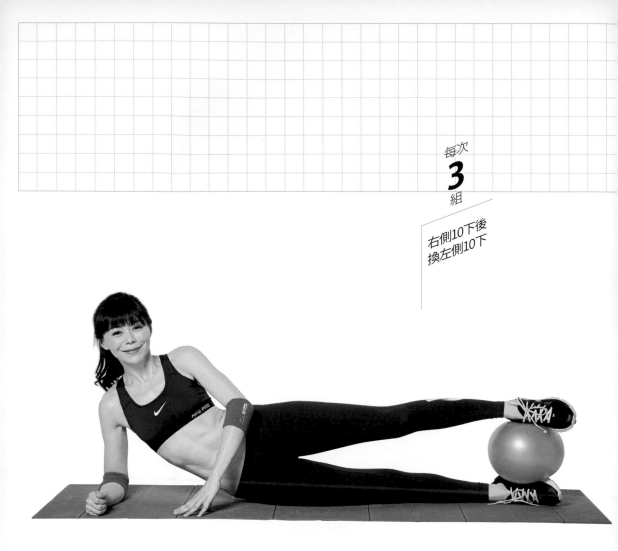

動作1

側斜前方
抬腿

右腿貼地,右臂垂直撐在墊上,手掌握拳,左手維持平衡。小球扣在兩腳踝間,雙腳伸直,吸肚收臀背打直。

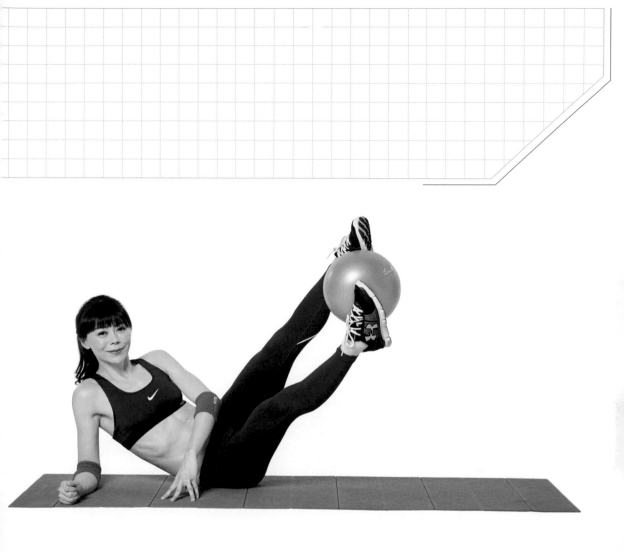

動作2

核心使力，雙腳朝斜前方抬高至左腰感覺緊繃為止，3秒後回正。

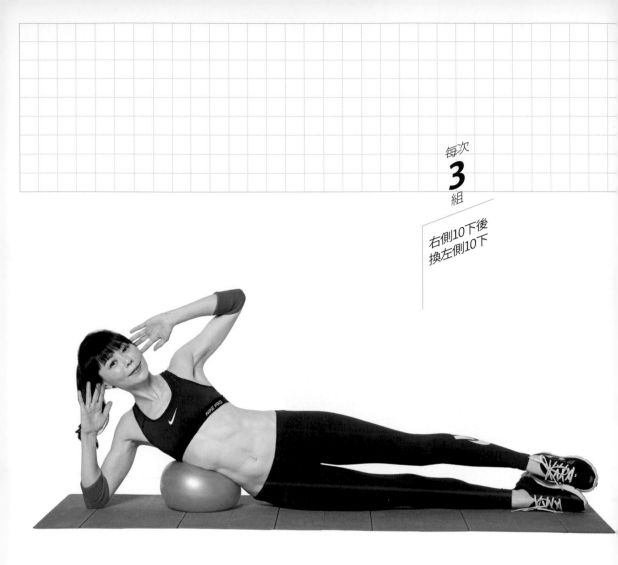

每次
3
組

右側10下後
換左側10下

動作1

單手落地
側抬腿

右腿貼地,將小球扣在右側腰,右手肘撐在墊上,雙手放
在耳旁,吸肚收臀,身體保持穩定。

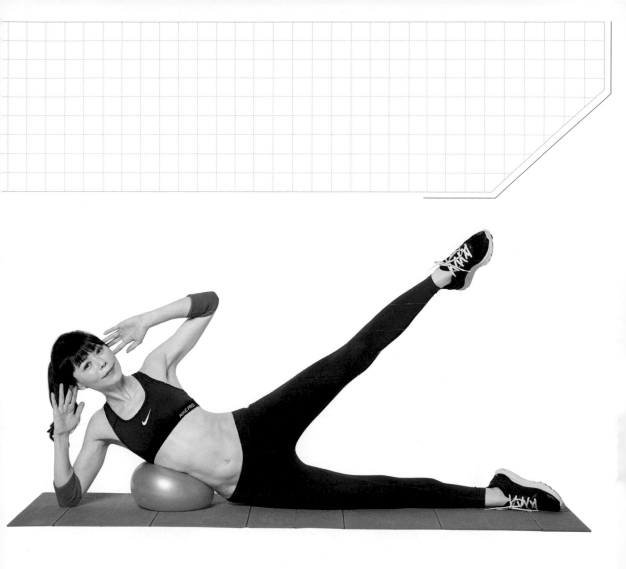

動作2

核心使力，慢慢抬高左腳，容易搖晃的人，左手可撐在墊子上。左腳分兩段式降低。

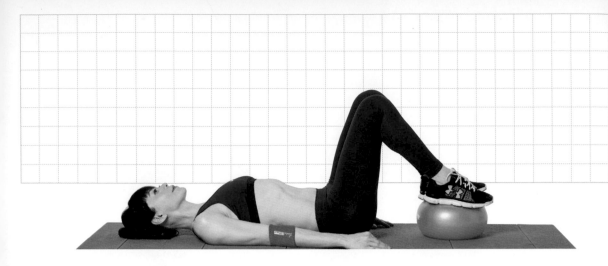

動作1

每次
3
組

一次20秒

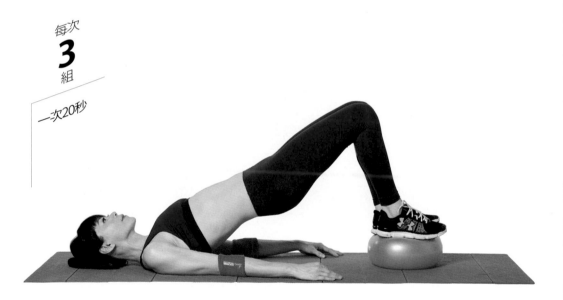

動作2

踩球橋式

上身躺平,雙腳彎曲,將小球踩在球鞋正下方,用力踩
穩。臀部抬高,收小腹,踩穩小球,維持20秒後回正。

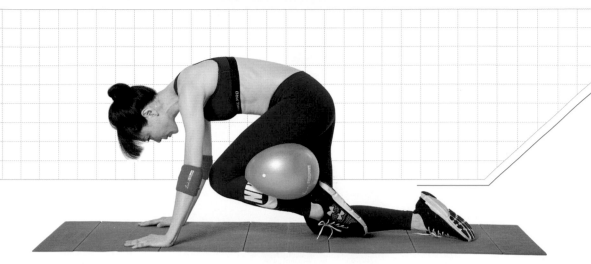

動作1

每次
3
組

左腳10下後
換右腳10下

動作2

夾球貓式
抬臀腿

雙手直下撐在墊上，維持四足跪姿，重心在右腳，拱背，將小球夾在左腿膝蓋後方。左腿先朝前，盡可能靠近胸口，接著朝後抬高至左腳大腿平行於地板，腳尖朝上，維持平背收小腹。

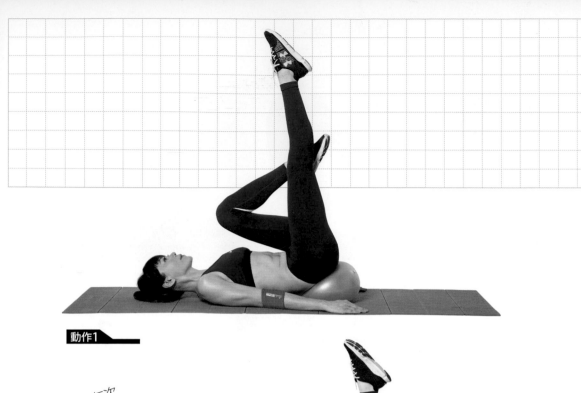

動作1

每次
3
組

左右各 10 下
為一組

動作2

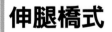

伸腿橋式

身體躺平,將小球放在下背部,核心使力,以雙手撐住墊子,右腳伸直,左腳屈膝。換邊,核心使力,以雙手撐住墊子,左腳伸直,右腳屈膝。

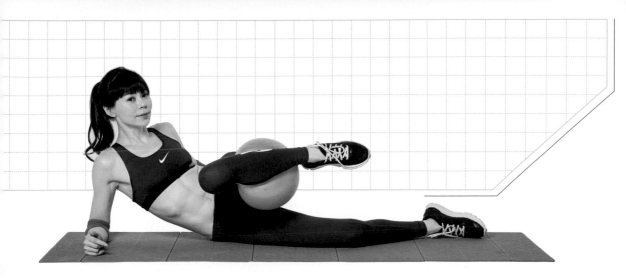

動作1

每次
3
組

左腳10下後
換右腳10下

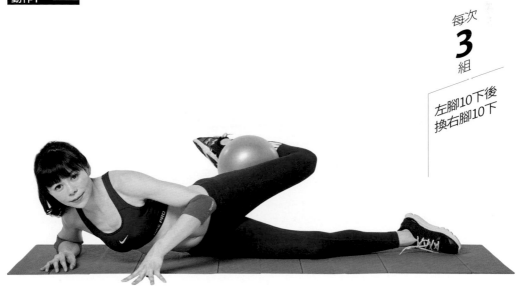

動作2

前後屈腿

維持側臥，吸肚收臀，小球扣在左腳膝蓋後方，左腳先朝前靠近胸口。接著將左腳往後上方抬高，雙手撐住墊子，胸口靠近墊子，但不落地。

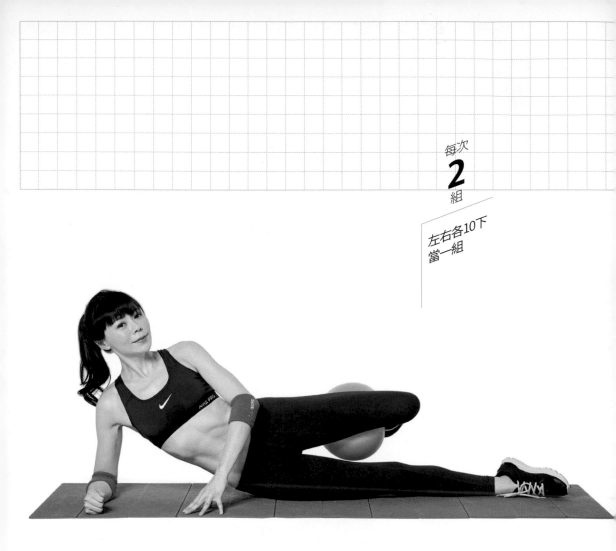

動作1

水平垂直
互換

右腿貼地，維持吸肚收臀。小球夾在左腳膝蓋後方，先將
左腳大腿抬至平行地板的位置維持3秒。

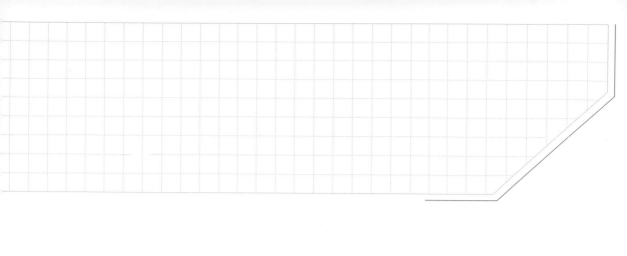

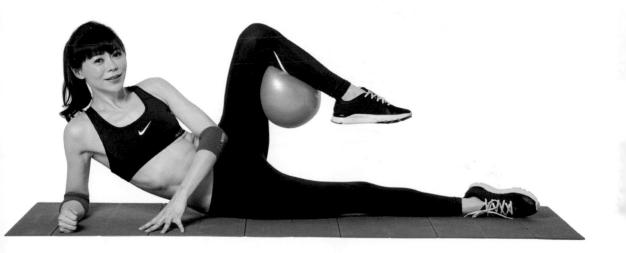

動作2

 再將左腳膝蓋往天花板方向上拉，大腿垂直地板，腳尖下壓維持3秒，後回正。

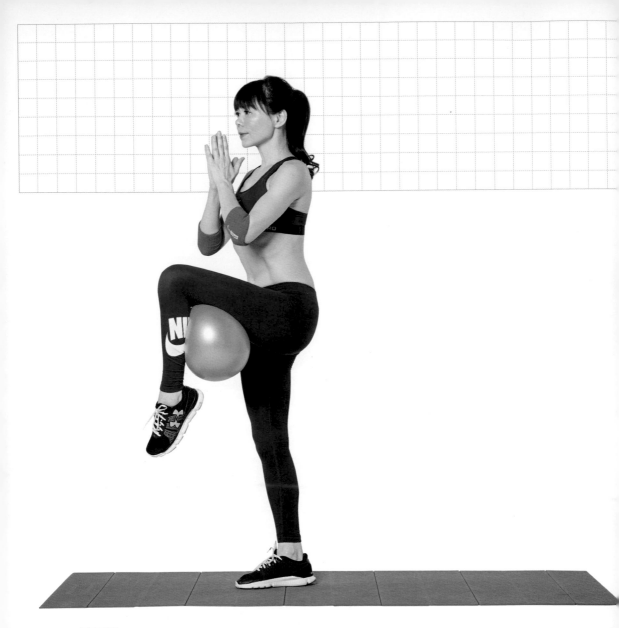

大樹式

將小球扣在左腳膝蓋後方,核心使力,重心在右腳,雙手合十,左腳往前抬高至大腿平行地面。

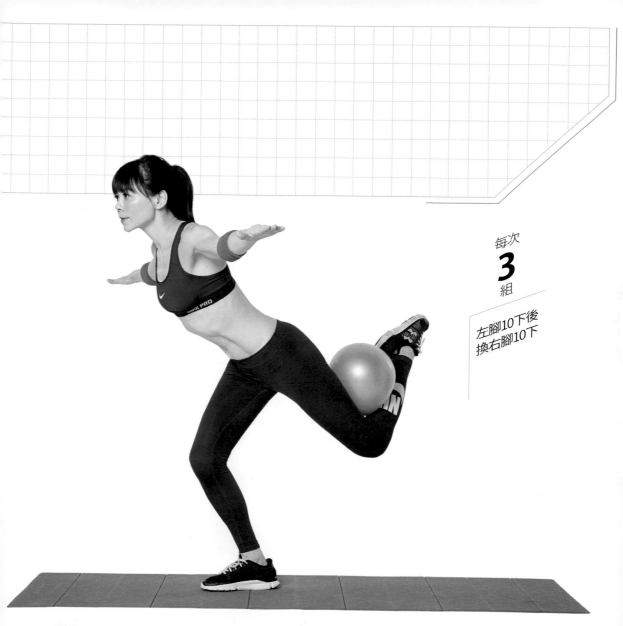

動作2

雙手往左右張開，右腳屈曲，左腳朝後抬高維持3秒，落
地回正。

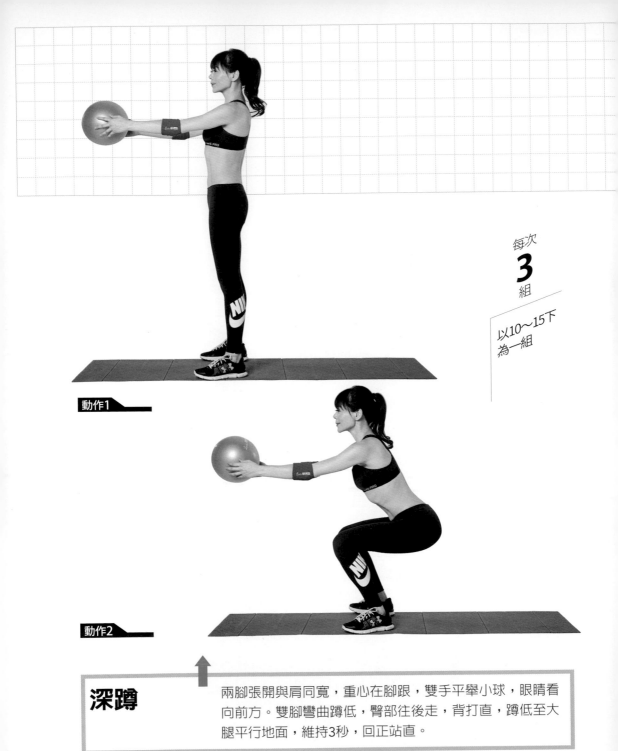

每次
3
組

以10～15下
為一組

動作1

動作2

深蹲　兩腳張開與肩同寬，重心在腳跟，雙手平舉小球，眼睛看向前方。雙腳彎曲蹲低，臀部往後走，背打直，蹲低至大腿平行地面，維持3秒，回正站直。

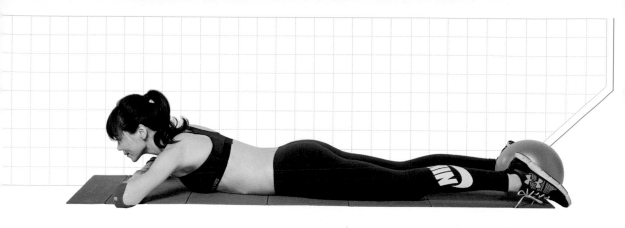

動作1

每次

1

組

以10～15下
為一組

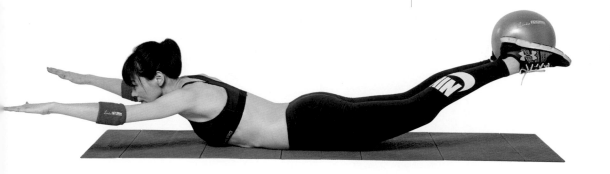

動作2

超人

小球扣好在兩腳踝間採俯臥姿，雙手交疊在下巴下方預備。胸口離地，雙手朝前方45度伸展，臀部收緊，大腿抬高維持5秒，落地回正。

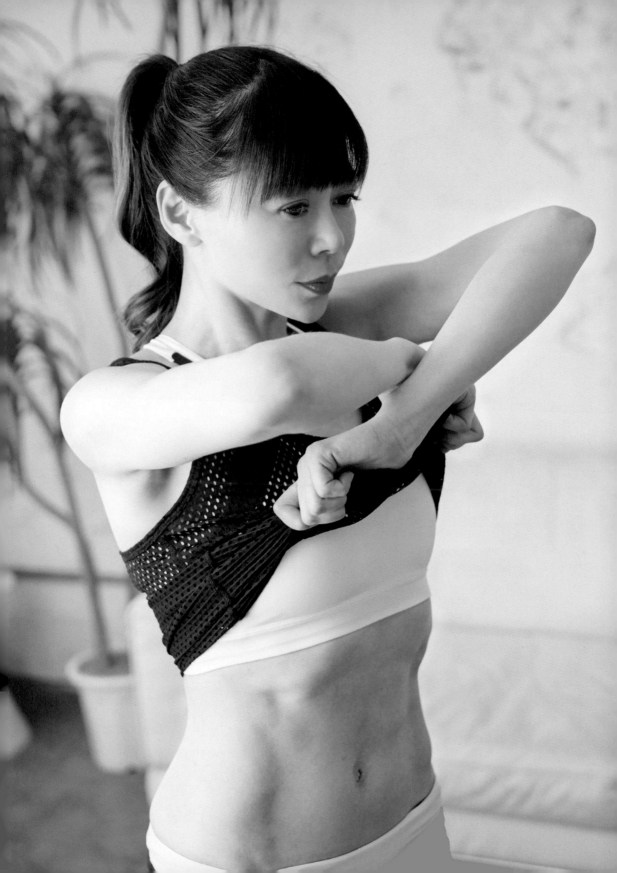

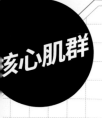
核心肌群

如果不知道要從何練起，就從核心肌群開始吧！核心肌群位於全身核心處，也就是全身中段腹腰、骨盆及背部的所有肌群，這三處保護著脊椎的穩定性，若擁有強健的肌肉可以幫助挺起脊椎，不只身形更修長、線條更完美，就連腰痠背痛都能改善。

每次
N
組

從單次20秒
開始練習
到可維持90秒。

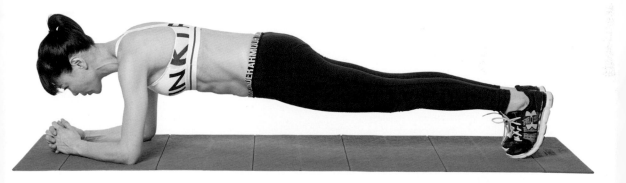

棒式

雙手互扣，兩腳併攏，墊腳預備。核心使力，身體離開墊子，臀部往內收緊，大腿內側幫忙出力。頭肩腰臀對齊一條線，保持自然呼吸，維持20秒不動。

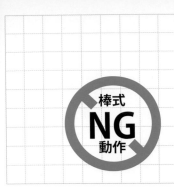

★注意1

臀部太高，施力
點錯誤。

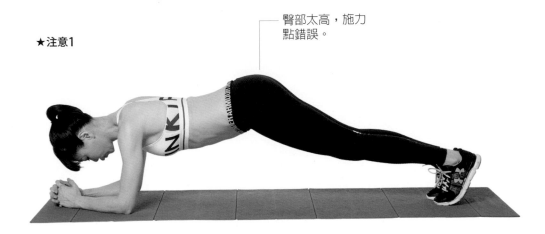

★注意2

肩膀聳肩，重心不穩。

腰掉臀翹

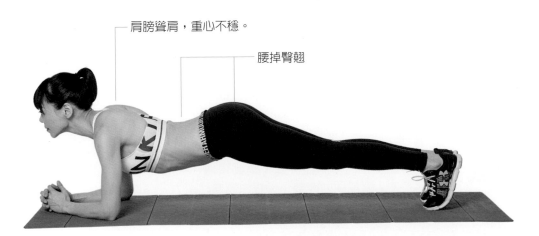

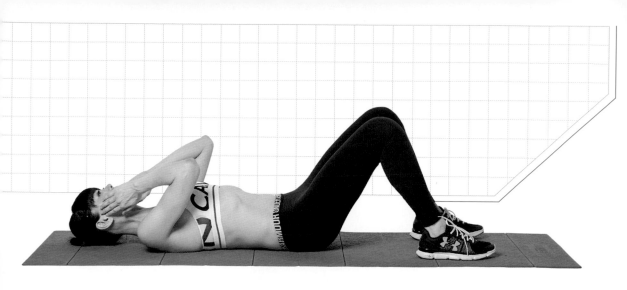

動作1

每次
3
組

以10下
為一組

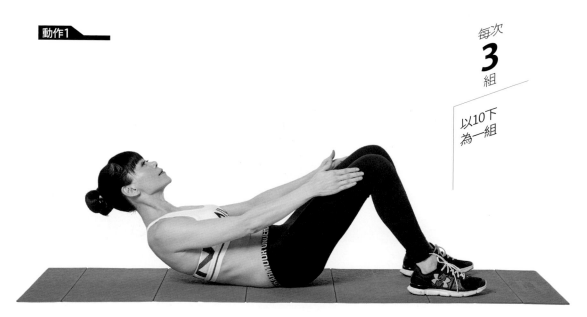

動作2

基本捲腹

身體躺平，雙手放在太陽穴兩側，下巴與胸口保持一顆蘋果距離。腳跟腳尖踩穩。核心使力，雙手向前平舉，肩膀離地，眼睛看向膝蓋或天花板。

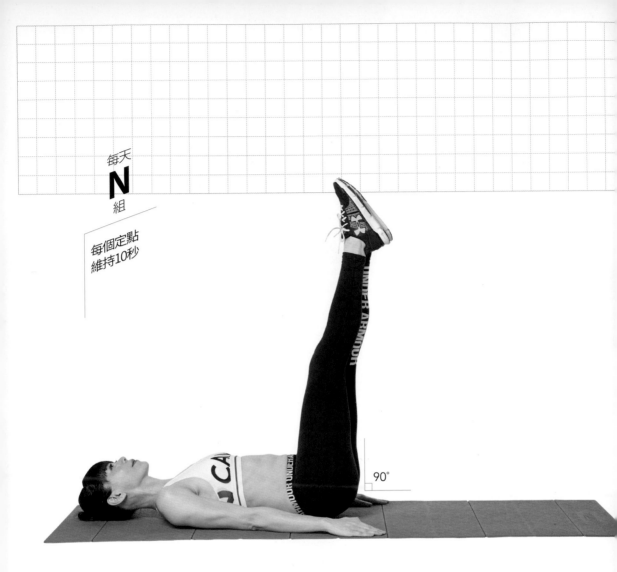

每天
N
組

每個定點
維持10秒

90°

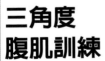

三角度
腹肌訓練

身體躺平，背緊貼墊子，雙腳伸直，與地板呈90度。

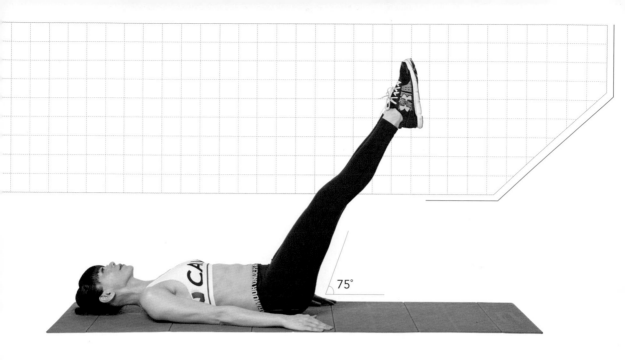

75°

動作2

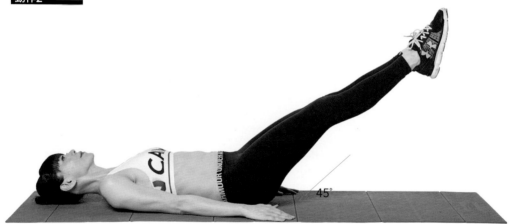

45°

動作3

背部依舊緊貼墊子，核心使力，雙腳降至75度，維持10秒。背部依舊緊貼墊子，核心使力，雙腳降至45度，維持10秒。

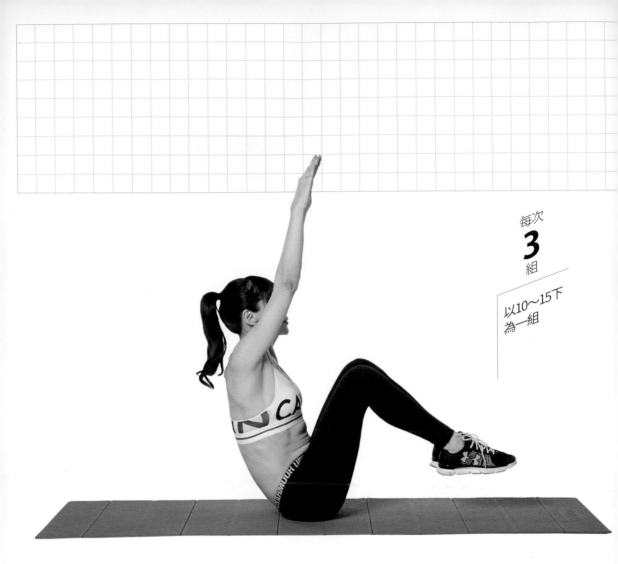

動作1

離手
蛙人操

坐在墊上，上身挺直，雙腳屈膝離地，雙手向上伸直。

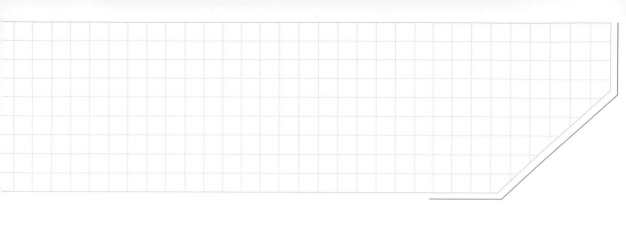

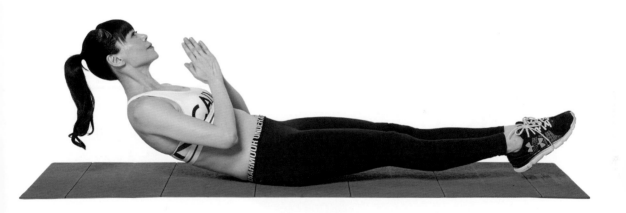

動作2

核心使力，身體往後躺的同時，雙手收回在胸前合掌，雙腳伸直壓低但不落地。記住脖子不用力，身體會抖是正常的。

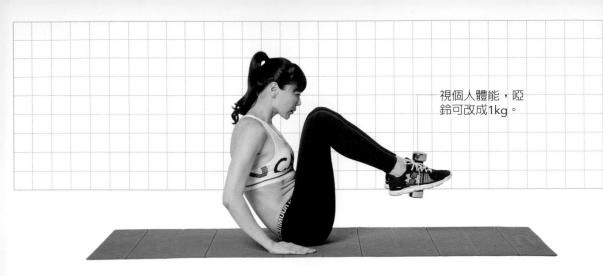

視個人體能，啞
鈴可改成1kg。

動作1

每次
3
組

以10下
為一組

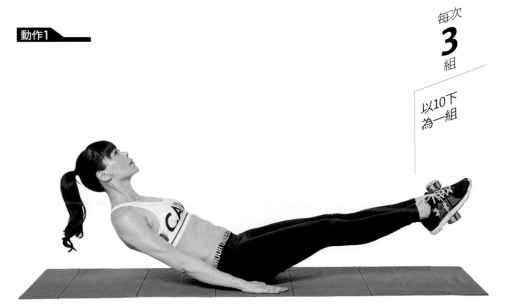

動作2

負重
蛙人操

坐在墊上，上身挺直，在兩腳踝間處扣住2kg啞鈴，雙手
放在臀部兩側，將膝蓋往胸口拉近。
核心使力，上半身往後躺，雙腳伸直不落地維持3秒。由
於有負重，腳不必刻意壓低，手朝前一些。

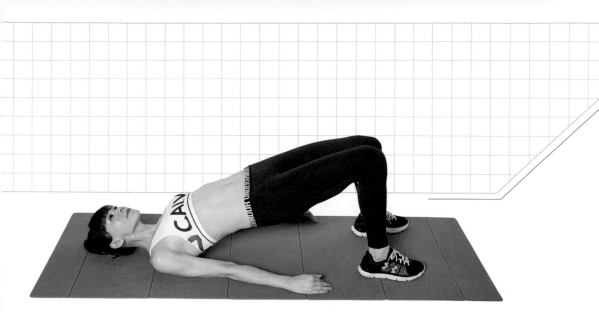

動作1

每次
2
組

以10下
為一組

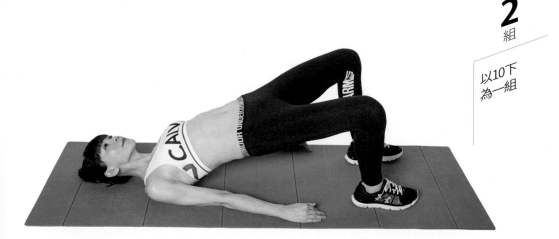

動作2

蛤仔橋式

身體躺平,雙手放在墊子兩側,臀部抬高,吸肚收臀,膝蓋併攏維持3秒。

上身臀部撐著不動,膝蓋打開,角度越大越好,維持3秒。開合之間,臀部不往下掉。

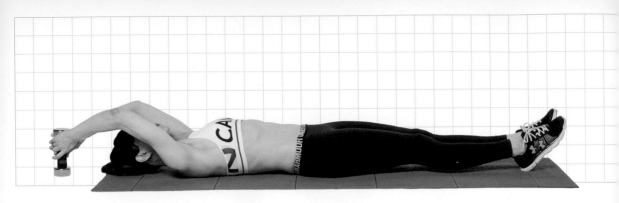

動作1

每次
3
組

以10～15下
為一組

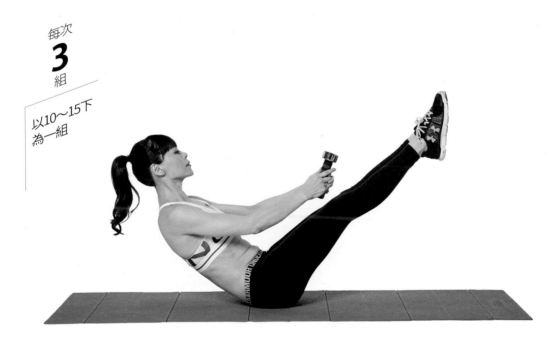

動作2

負重V sit

身體躺平,雙腳併攏,雙手握住啞鈴上舉過頭。
核心使力,雙手往前平舉啞鈴,上身與下身呈45度角維持
3秒不動,接著回正。

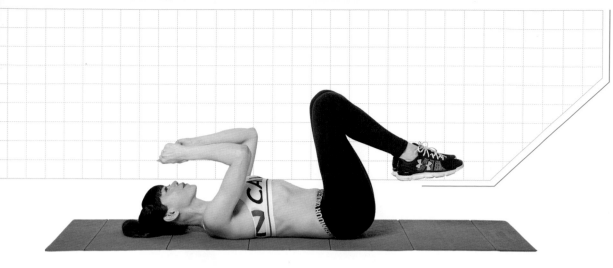

動作1

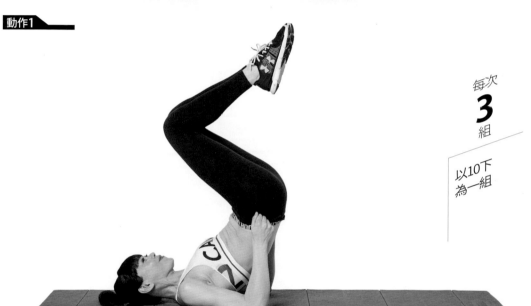

每次

3

組

以10下
為一組

動作2

反向捲腹

身體躺平,雙腳併攏,並盡量往胸口靠近預備。核心使力,上臂往下壓地板將臀部撐離地面,維持1至2秒,接著臀部落地,腳慢慢伸直。

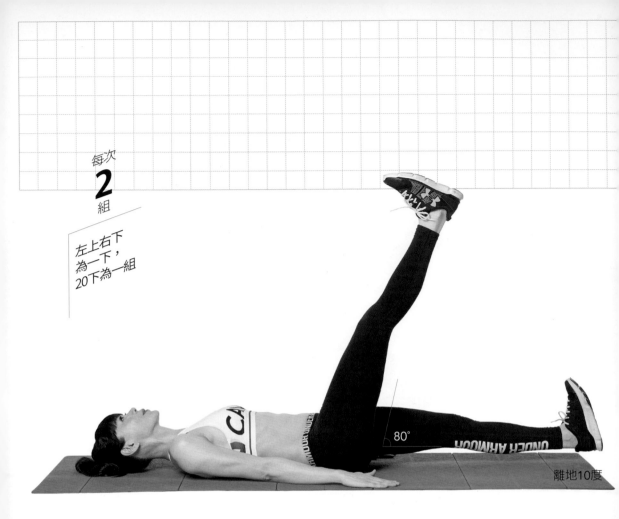

80°

離地10度

動作1

剪刀腳

身體躺平，雙腳伸直，背貼緊墊子。核心使力，右腳離地
80度，左腳離地10度，腳尖維持朝身體方向下壓。

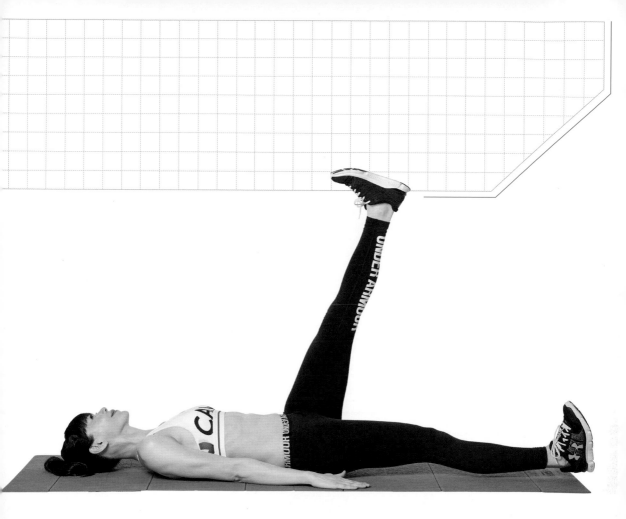

右下左上，左腳離地80度，右腳離地10度。

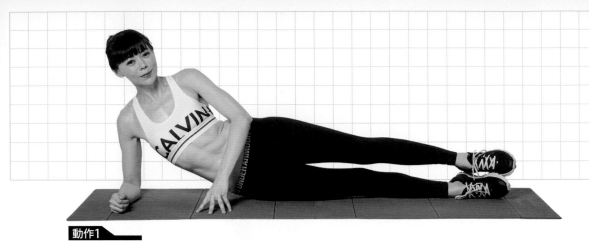

動作1

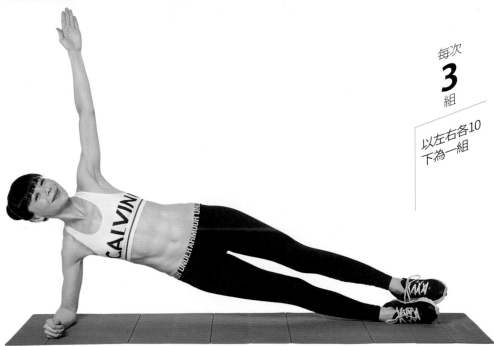

每次
3
組

以左右各10
下為一組

動作2

側棒式

右腿貼地，右手肘撐在墊上，吸肚收臀，兩腳疊放好。
核心使力，臀部抬高，左手伸直，維持2秒後臀部回到墊
上。此為臀上臀下動作，身體不扭轉。

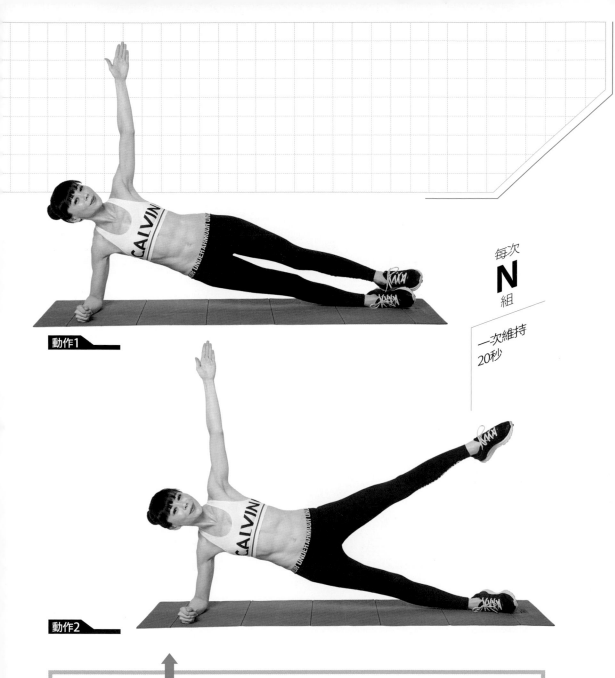

動作1

動作2

**變化
側棒式**

側棒式的延伸加強,核心使力,臀部抬高,左手伸直,維
持3 秒。核心使力,重心抓穩,左腳抬高,維持20秒。

117

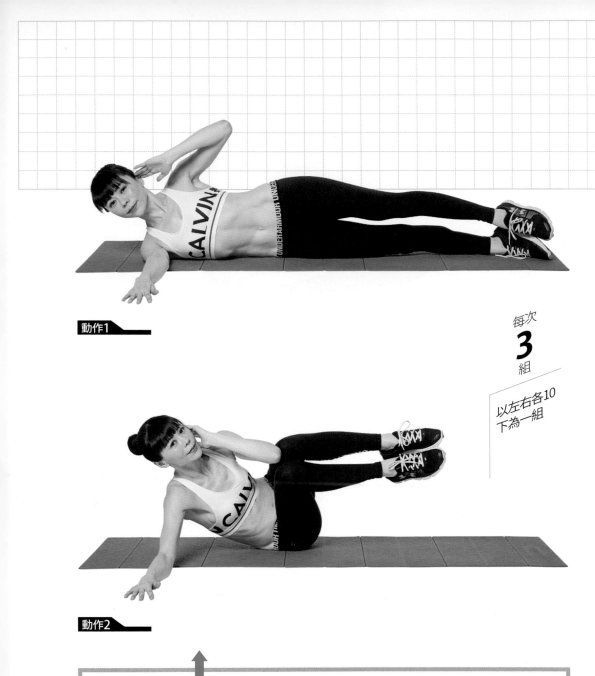

動作1

每次
3
組

以左右各10
下為一組

動作2

曲腿
活跳蝦

身體右側貼地，右手朝前伸直，左手輕放耳朵旁，雙腳上
下疊放好。右手撐地，雙腳屈膝，肚子內夾，側腰出力，
左手軸碰膝蓋維持2秒後回正。

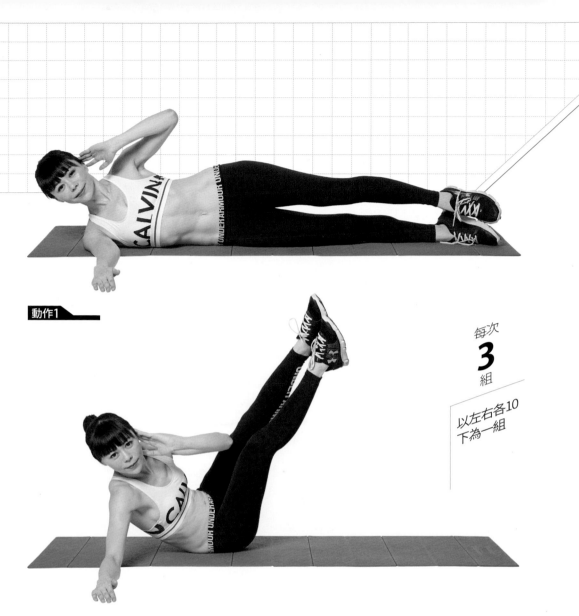

動作1

動作2

直腿
活跳蝦

身體右側貼地，右手朝前伸直，左手輕放耳朵旁，雙腳上
下疊放好。右手撐地，雙腳併攏，伸直抬高，肚子內夾，
側腰出力，左手軸碰膝蓋維持2秒後回正。

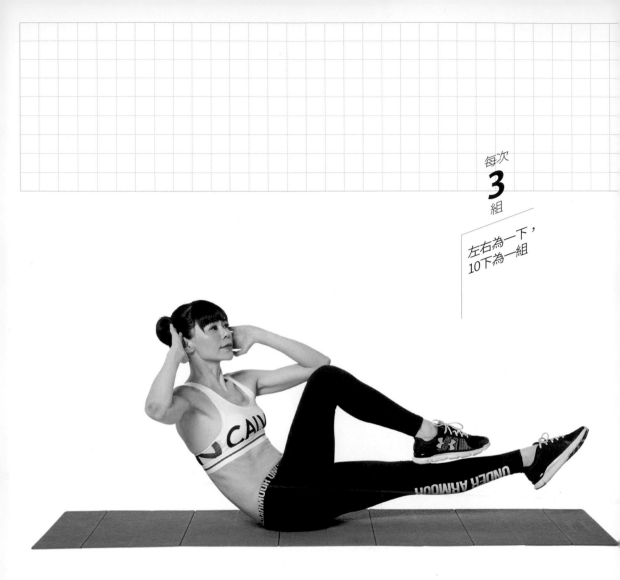

每次
3
組

左右為一下，
10下為一組

**Bicyle
crunch**

雙手輕貼耳朵，雙腳離地，右腳屈膝左腳伸直，左手軸碰右腳膝蓋，核心使力以保持身體穩定。

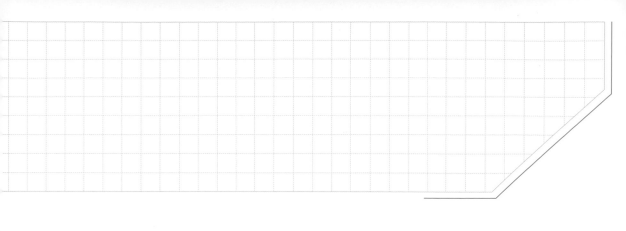

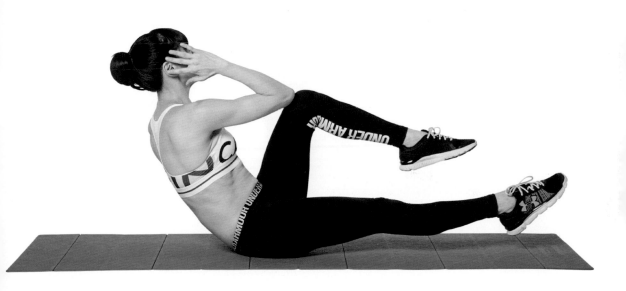

動作2

換邊,左腳屈膝右腳伸直,右手軸碰左腳膝蓋,核心使力以保持身體穩定。

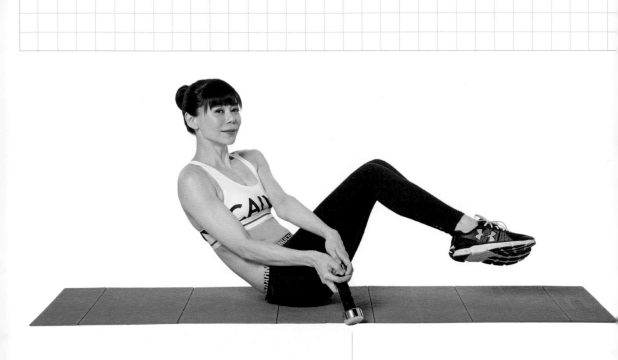

可拿水壺、啞鈴、
小球當工具。

動作1

負重
俄羅斯轉體

坐在墊上，雙手握緊啞鈴，雙腳離地，身體稍微往後
躺。啞鈴碰右側地板的同時，雙腳屈膝向左，讓側腰
拉開伸展。核力收緊，保持平衡。

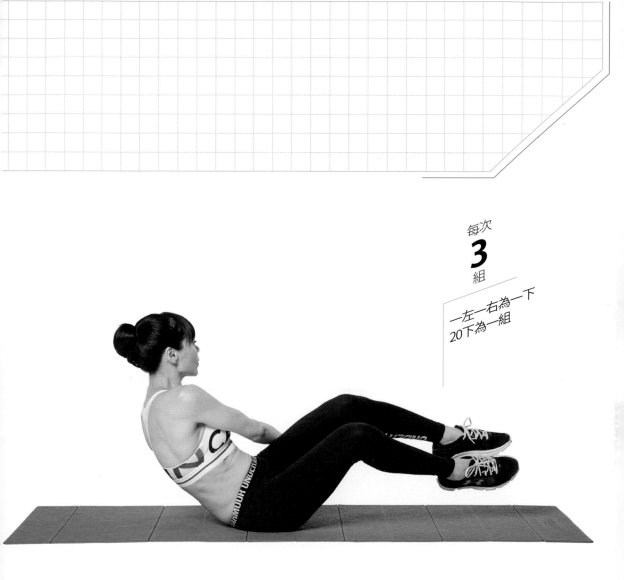

動作2

換邊，啞鈴碰左側地板的同時，雙腳屈膝向右。

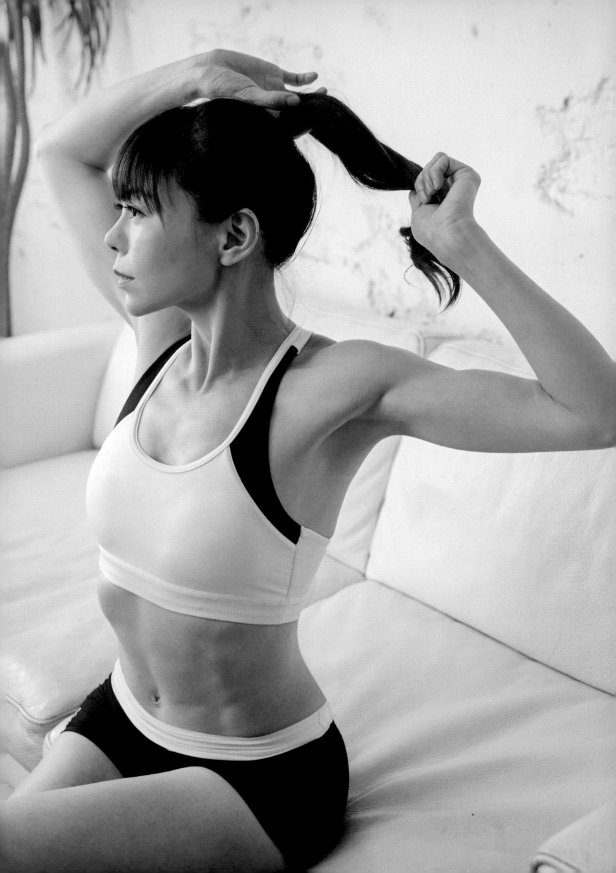

肩膀與手臂是上半身很重要的肌群之一，也是外觀上一目了然的部位，尤其夏天一到，衣服一少，男生、女生都怕露出掰掰袖、肉肉肩，其實手臂不難練，但一定要記住沒有「局部瘦身」這種好康，一定要先透過運動、飲食節制全面性減少體脂肪量，再進行重點部位的雕塑，以下請先來認識肩膀、手臂周邊的主要肌群。

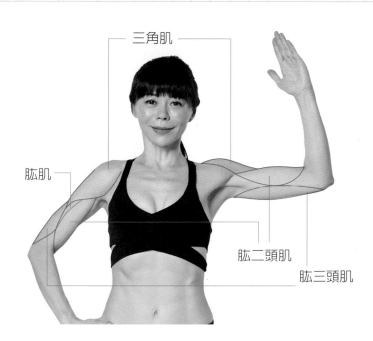

三角肌

肱肌

肱二頭肌

肱三頭肌

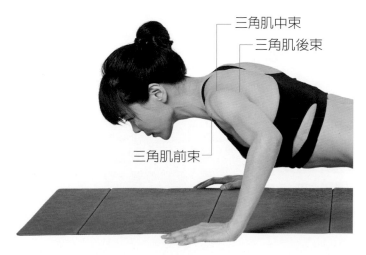

三角肌中束

三角肌後束

三角肌前束

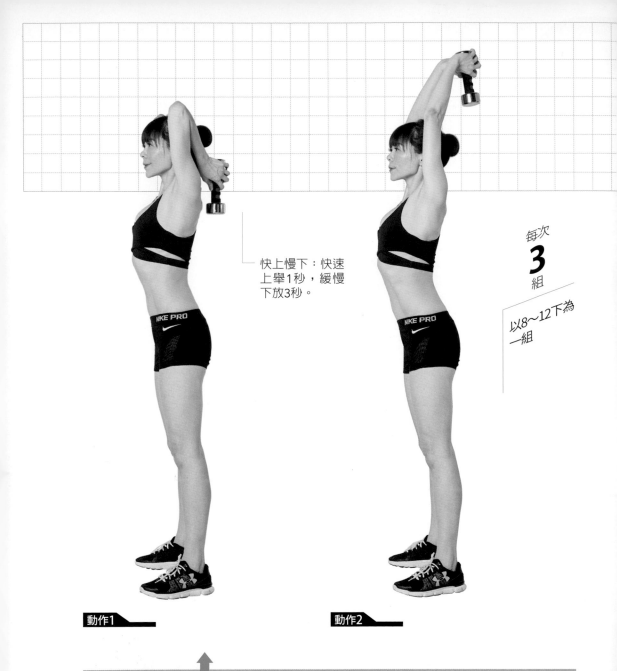

快上慢下：快速
上舉1秒，緩慢
下放3秒。

動作1

動作2

肱三頭肌
訓練

雙手虎口扣緊啞鈴上緣，鷹嘴突朝前扣好，手臂貼齊耳
際。吸肚收臀，雙手上舉，啞鈴直上不扭轉，維持快上慢
下3秒。

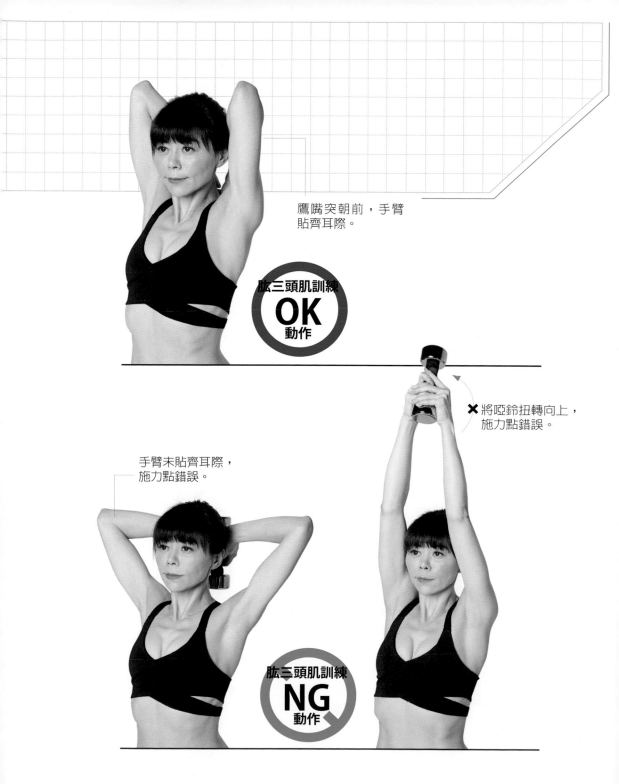

鷹嘴突朝前，手臂
貼齊耳際。

肱三頭肌訓練
OK
動作

✗ 將啞鈴扭轉向上，
施力點錯誤。

手臂末貼齊耳際，
施力點錯誤。

肱三頭肌訓練
NG
動作

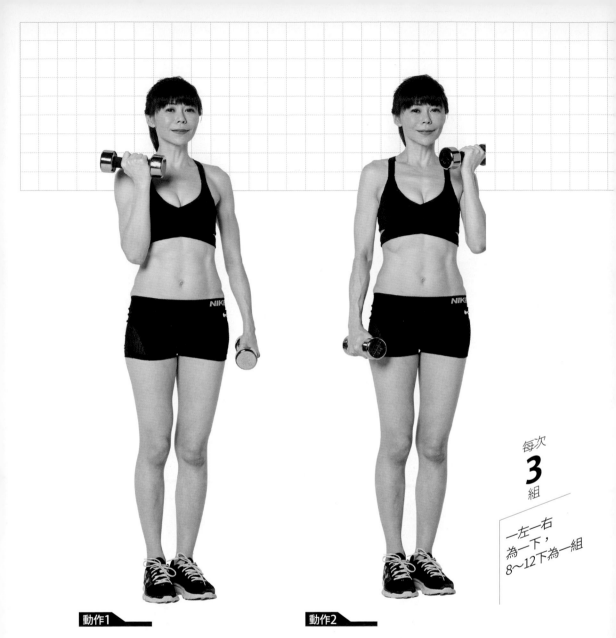

動作1

動作2

每次
3
組

一左一右
為一下，
8～12下為一組

肱二頭肌
訓練

肩膀放鬆，吸肚收臀，兩腳併攏站穩。手臂自然垂放身體
兩側，手腕伸直，下臂上舉。採取快上1秒慢下3秒。
右手上左手下，調整呼吸節奏，不憋氣。

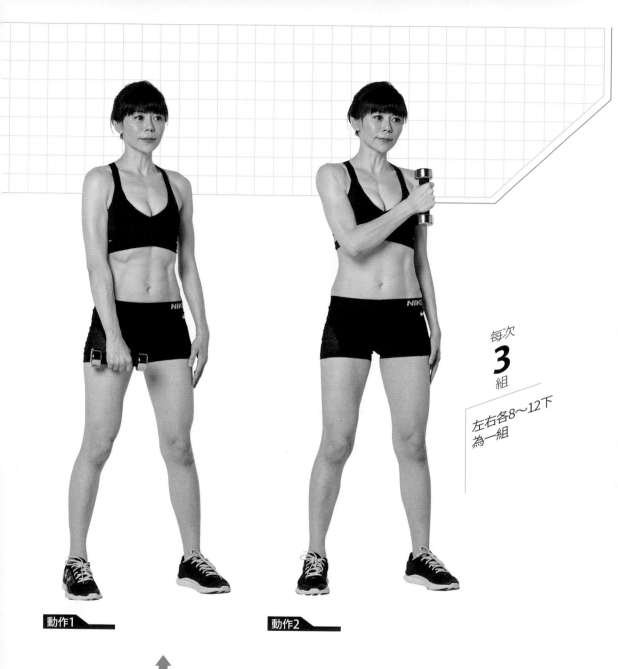

動作1

動作2

每次
3
組

左右各8～12下
為一組

肱肌
訓練

兩腳張開與肩同寬，右手掌心朝內握緊啞鈴中段。
右上臂夾緊，手肘不動，下臂上抬至左肩膀高度維持3秒
再慢慢放下。接著換邊。

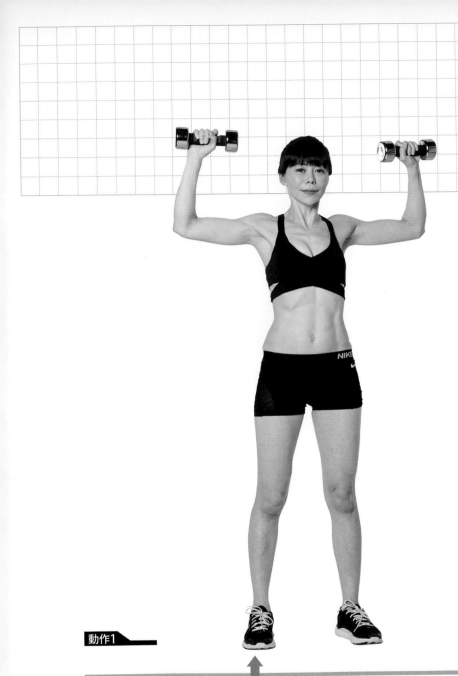

動作1

前三角肌+
肱三頭肌訓練

雙手握緊啞鈴中段，掌心朝前，手腕挺直不下折，兩腳張開與肩同寬，吸肚收臀，上下臂維持90度。

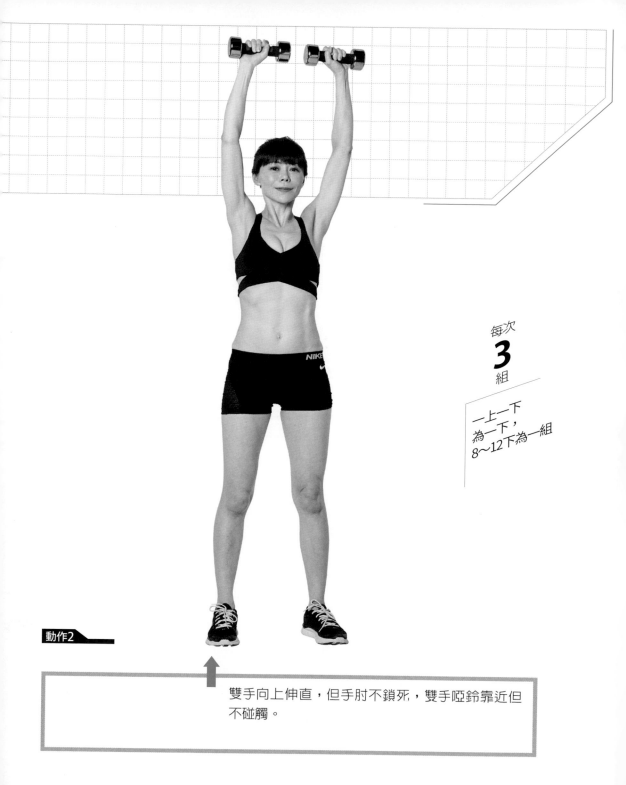

每次
3
組

一上一下，
為一下，
8～12下為一組

動作2

雙手向上伸直，但手肘不鎖死，雙手啞鈴靠近但不碰觸。

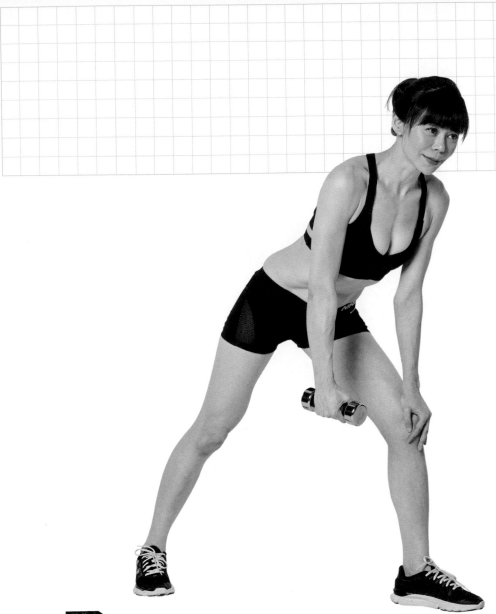

動作1

闊背肌
訓練
ONE ARM ROW

訓練右手時,左腳朝前跨一步,右手握緊啞鈴中段,自然下放。前腳彎曲後腳伸直,胸頸背挺直,吸肚收臀,左手輕放在左腳膝蓋。

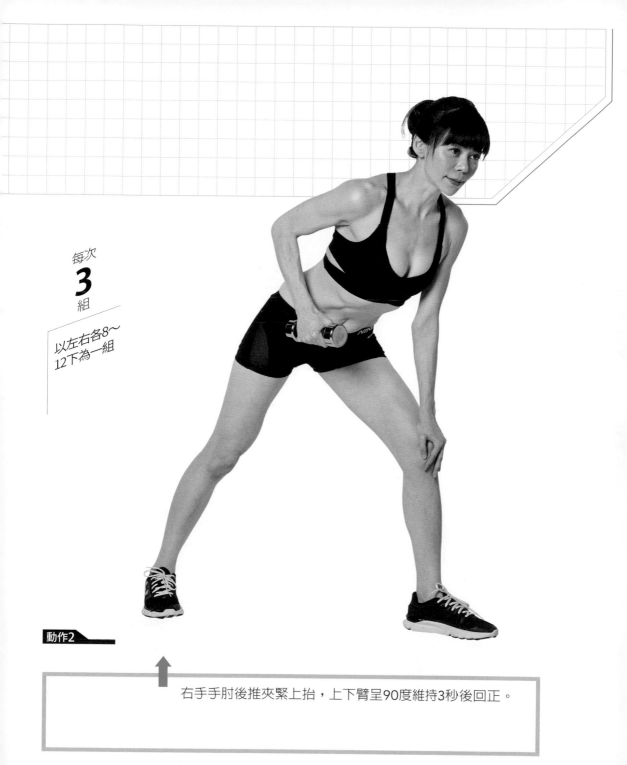

每次
3
組

以左右各8～
12下為一組

動作2

右手手肘後推夾緊上抬，上下臂呈90度維持3秒後回正。

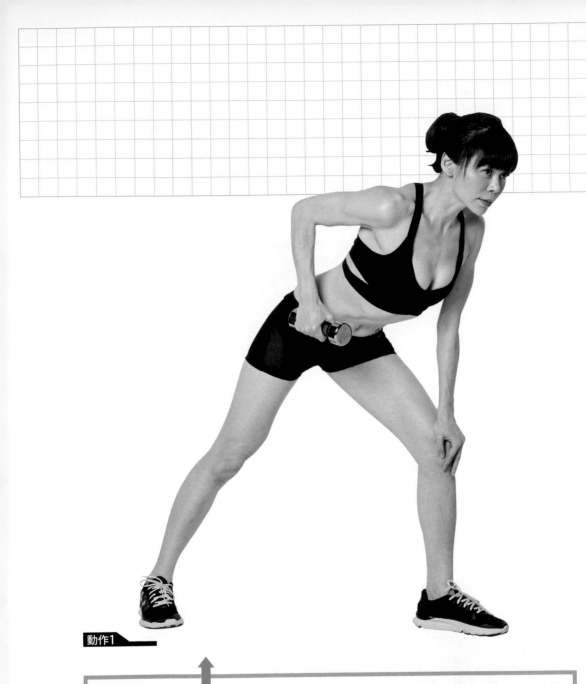

動作1

肱三頭肌 訓練
kick back

左腳朝前跨一步，前腳彎曲後腳伸直，胸頸背挺直，吸肚收臀，左手輕放在左腳膝蓋。右手肘後推上抬，上下臂呈90度。

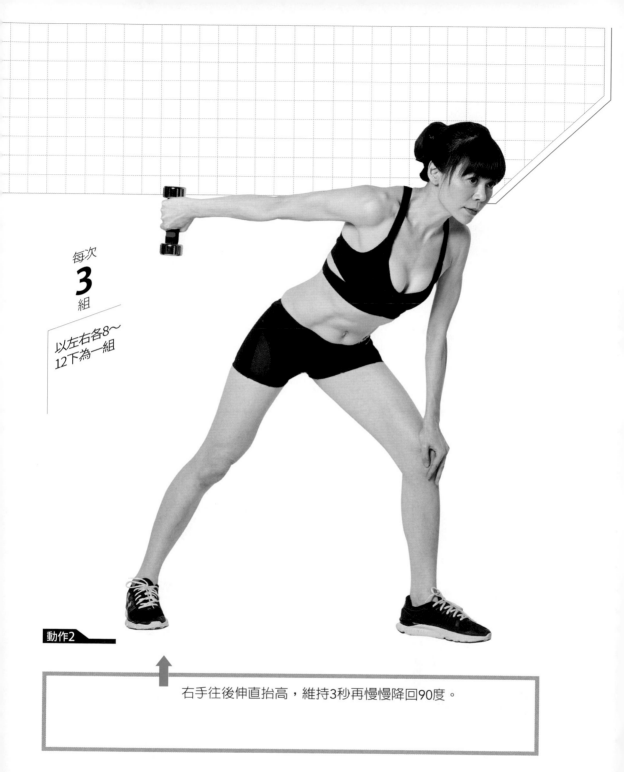

每次
3
組

以左右各8～
12下為一組

動作2

右手往後伸直抬高，維持3秒再慢慢降回90度。

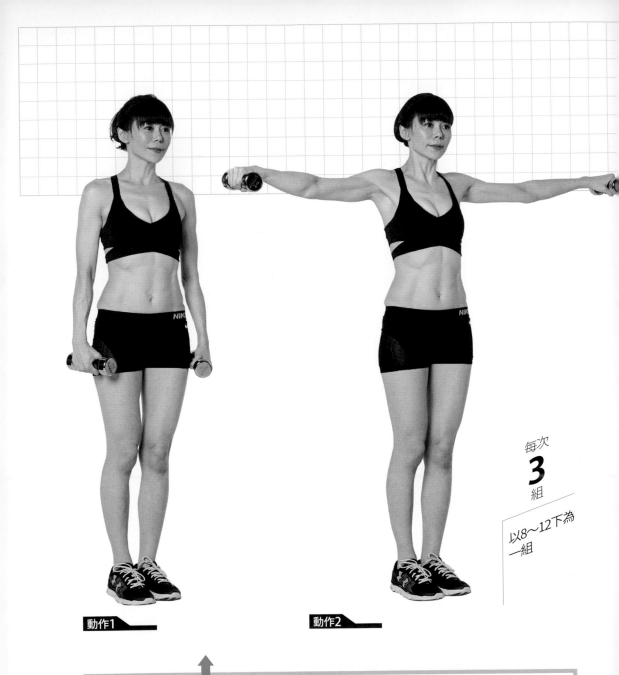

動作1

動作2

每次
3
組

以8～12下為
一組

側三角肌
訓練

身體站直,雙腳併攏,吸肚收臀,雙手緊握啞鈴中段。
雙手朝兩側舉起至平行地板,肘關節不鎖死,手腕不折,
維持快上慢下。

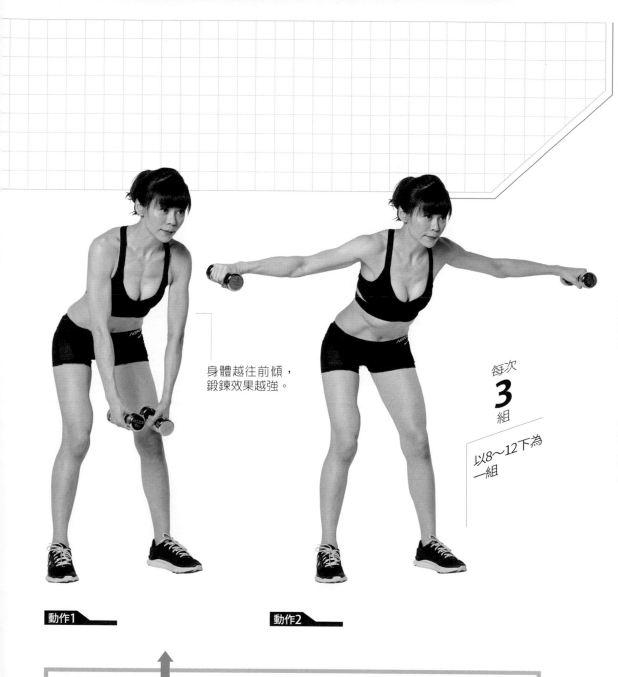

身體越往前傾，
鍛鍊效果越強。

每次
3
組

以8～12下為
一組

動作1　　　　　　　　　　**動作2**

後三角肌
訓練

兩腳張開與肩同寬，身體前傾屈膝，雙手握緊啞鈴中段，
自然下放，肩膀放鬆。
雙手向左右上舉，平行地板，肘關節不鎖死，手腕不折，
維持快上慢下。

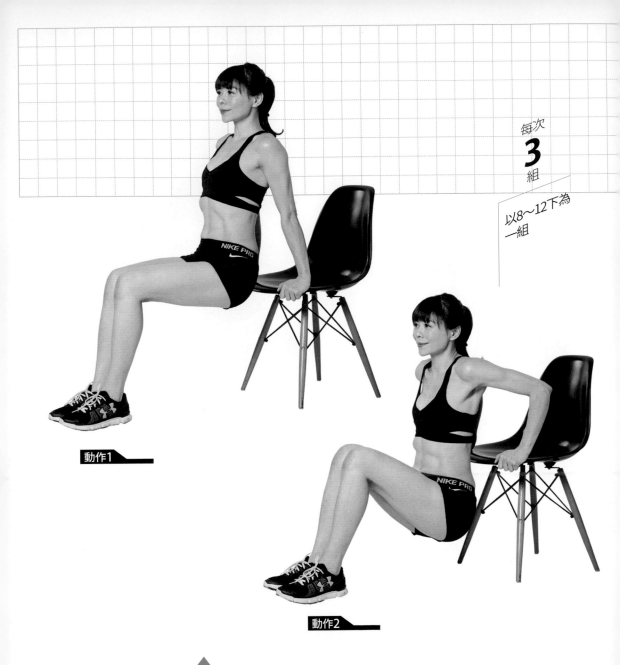

動作1

動作2

肱三頭肌
訓練
Dips

雙手自然垂放於身體兩側，掌心向下扶住椅子邊緣。屈膝成90度，核心使力，手臂完全伸展撐住身體。
臀部不過度下沉，身體打直，手肘不要朝兩側張開。身體直上直下，上下臂維持90度。

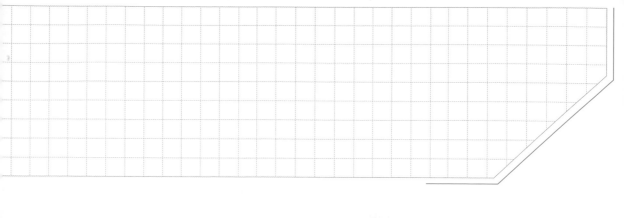

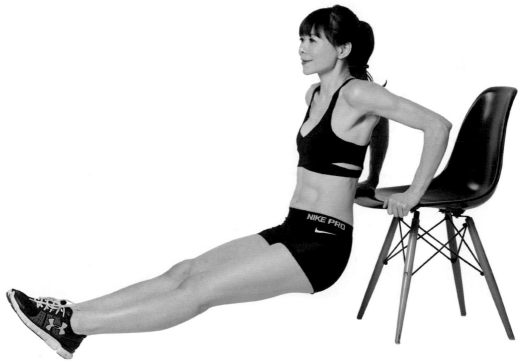

動作1

肱三頭肌
進階訓練

維持p138動作1、2的姿勢，雙腳改為伸直，訓練效果更
強。

每次
3
組

以10下
為一組

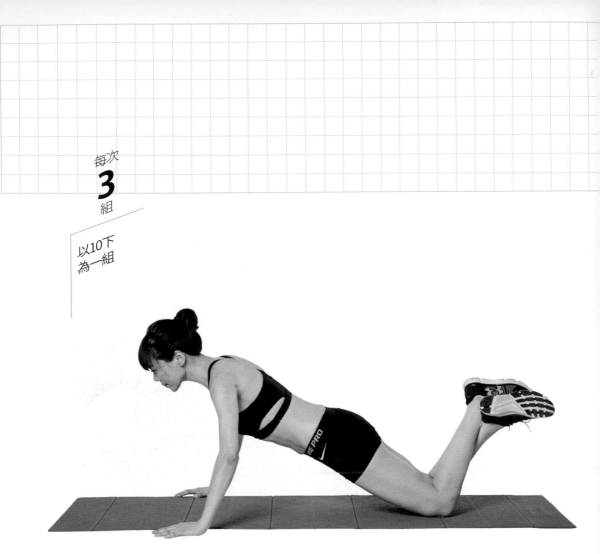

動作1

胸大肌
訓練
跪式push up

大拇指對齊胸線,雙手張開約1.5倍肩寬,膝蓋著地,小腿交叉。核心使力,雙手撐地。眼睛看地板,收肚夾臀背平。

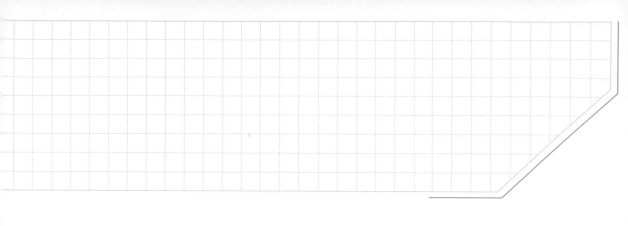

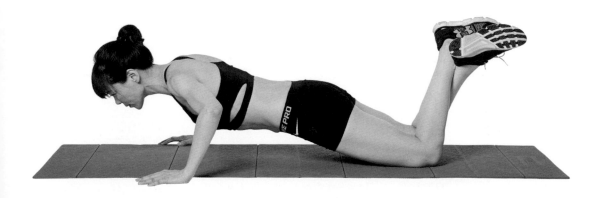

動作2

核心使力，身體往下壓低，腰不能掉、臀部不能翹，維持2秒不動後回正。

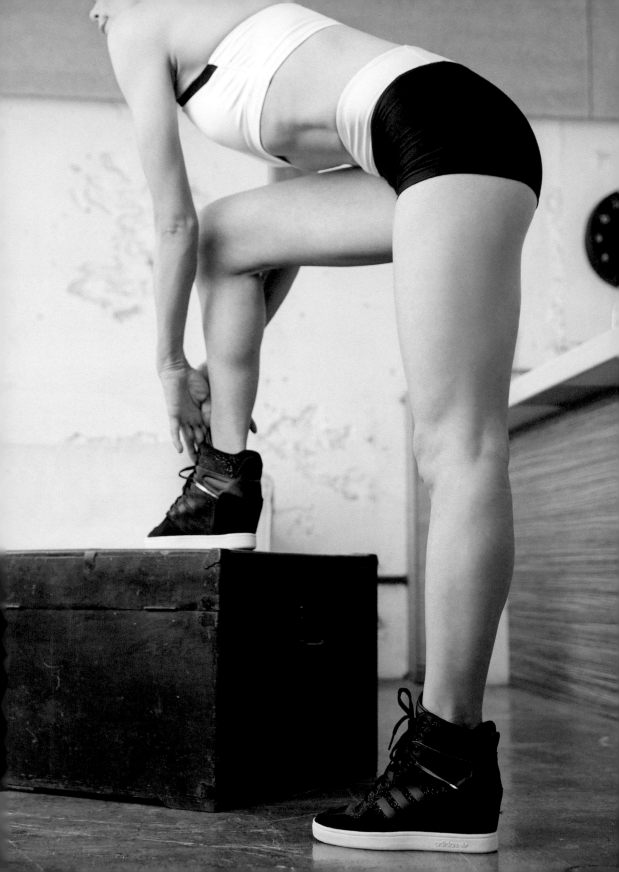

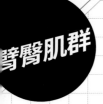
全身的肌肉有 70％都集中在下半身，只要認真練，絕對是投資報酬率最高的部位，天生扁平臀、上班族久坐辦公室、媽媽生完孩子骨盆外擴、中年發福……種種梨形身材的苦主，更要好好鍛鍊腿臀部位，翹臀纖腿是可以透過運動達成的！

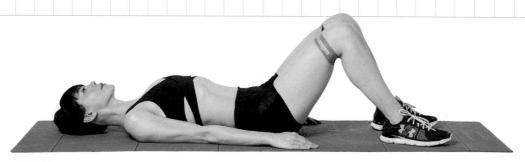

動作1

可採3秒上、3秒下，臀下時與地面維持1cm距離，以10下為一組，進行3組訓練。

每次
N
組

維持20秒進行多組訓練。

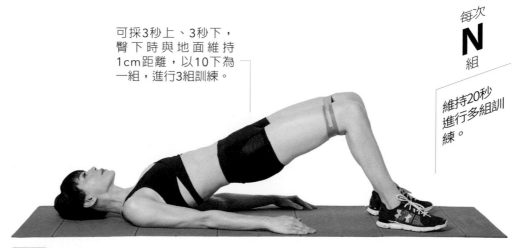

動作2

基礎橋式

身體躺平，將彈力帶套在膝蓋上方5cm，屈膝張開與肩同寬，腳板踩實地板，雙手放在身體兩側。
雙手撐住墊子，臀部抬高，吸肚收臀，將彈力帶撐開，維持20秒後，膝蓋合，臀部慢慢回到地面。

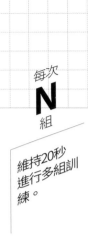

每次

N

組

維持20秒
進行多組訓
練。

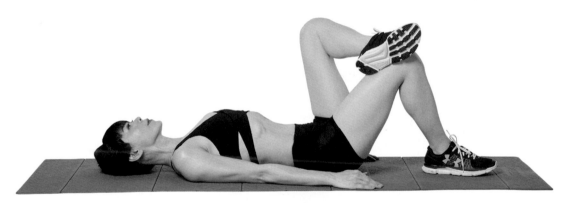

動作1

單腳橋式

身體躺平,雙腳屈膝,右腳踩實地板,左腳腳踝扣在右腳
膝蓋上方預備。

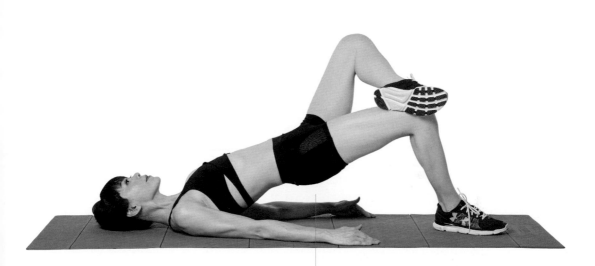

可採3秒上、3秒下，臀下時
與地面維持1cm距離，以10
下為一組，進行3組訓練。

動作2

臀部抬高，吸肚收臀，左右骨盆對齊在同一條線上，維持
20秒後慢慢回到地面。

維持20秒
進行多組訓
練。

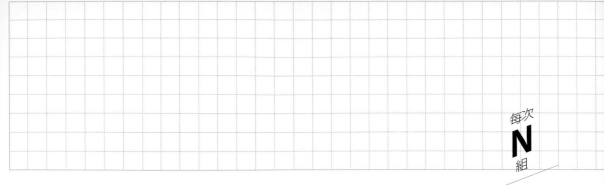

動作1

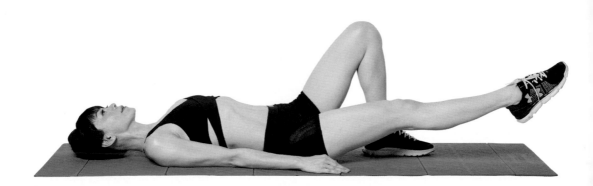

高階橋式

身體躺平，雙手放在身體兩側，左腳屈膝踩地，右腳伸直
離地。腳尖朝下壓。

146

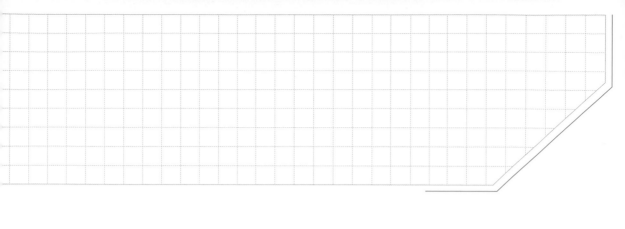

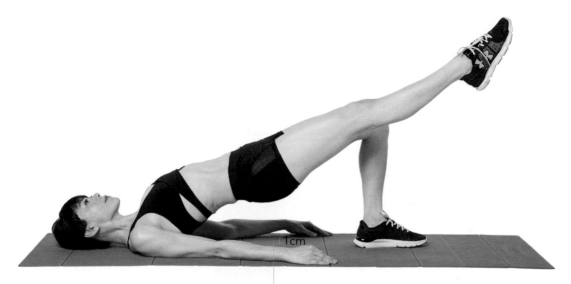

1cm

可採3秒上、3秒下，臀下時
與地面維持1cm距離，以10
下為一組，進行3組訓練。

動作2

臀部抬高，吸肚收臀， 兩條大腿高度對齊，切記是臀部抬
高不是腿抬高。維持20秒後慢慢回到地面。

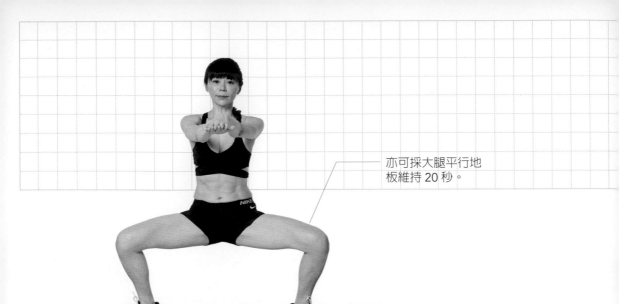

亦可採大腿平行地
板維持 20 秒。

動作1

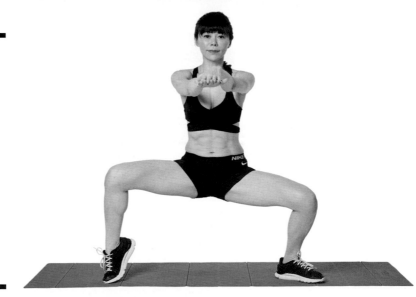

動作2

芭蕾舞
深蹲

雙腳張開約兩倍肩寬，腳尖朝外呈45度，膝蓋同腳尖方向
蹲下，大腿平行地面。雙手向前平舉，身體直下，臀部不
往後走，維持20秒。

維持動作1，右腳踮起，腳尖點地維持2秒。

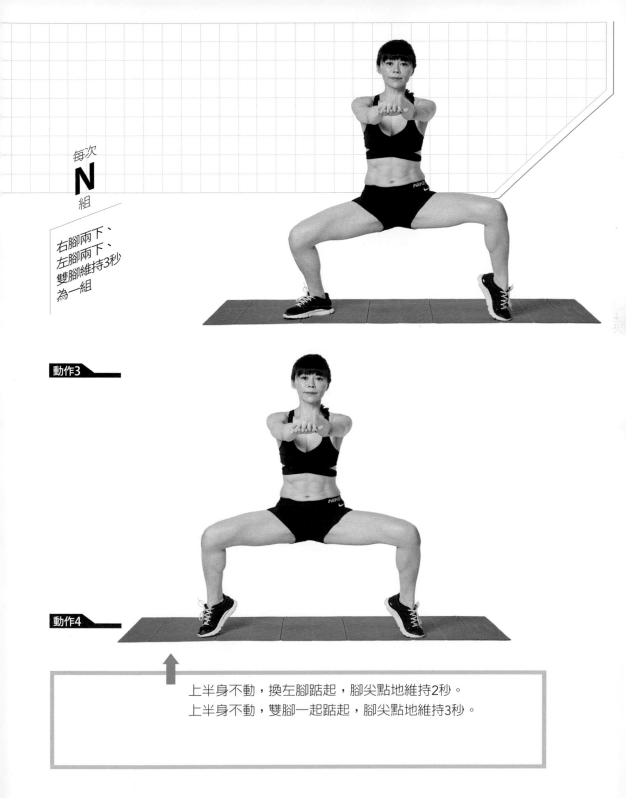

每次

N

組

右腳兩下、
左腳兩下、
雙腳維持3秒
為一組

動作3

動作4

上半身不動，換左腳踮起，腳尖點地維持2秒。
上半身不動，雙腳一起踮起，腳尖點地維持3秒。

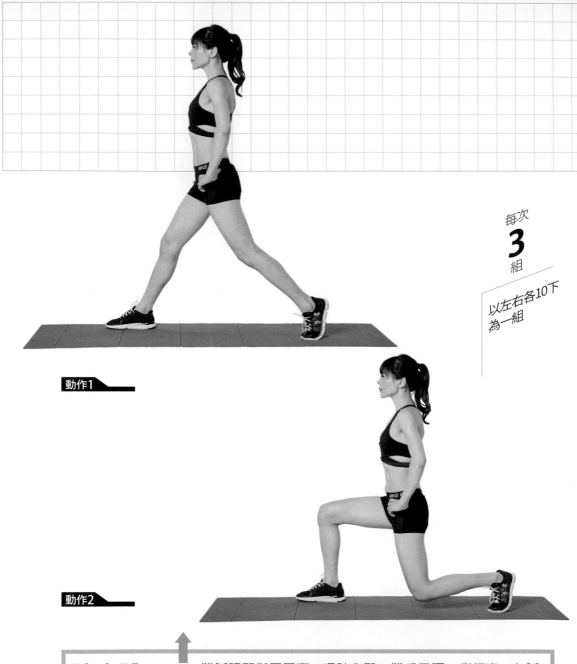

動作1

動作2

跨步蹲
lunge

雙腳張開與肩同寬。吸肚收臀,雙手叉腰,背打直,左腳
往後退一步,腳尖點地。

蹲低,前後腳呈90度,身體直下不前傾,維持3秒後站
直。左腳維持腳尖點地姿勢。

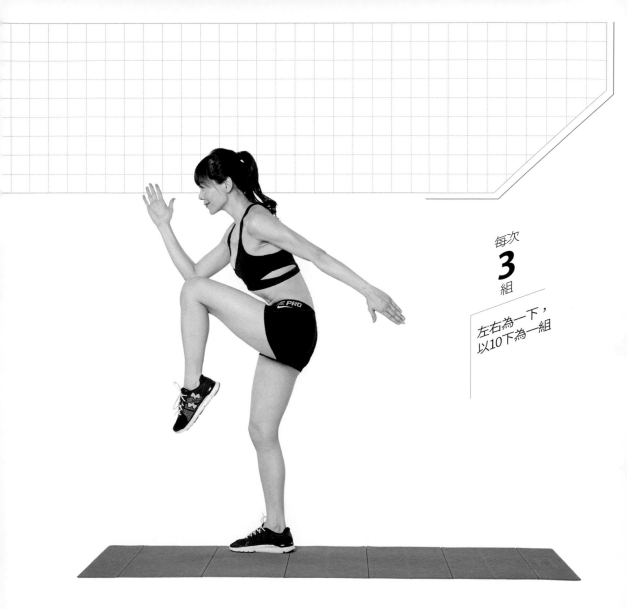

動作1

**跨步蹲
前抬腿**

延續【跨步蹲lunge】動作，核心使力，保持穩定，左腳
往前抬高，右手肘碰左膝蓋，左手自然往後擺。接著左腳
伸直回正，左手屈，右手直。

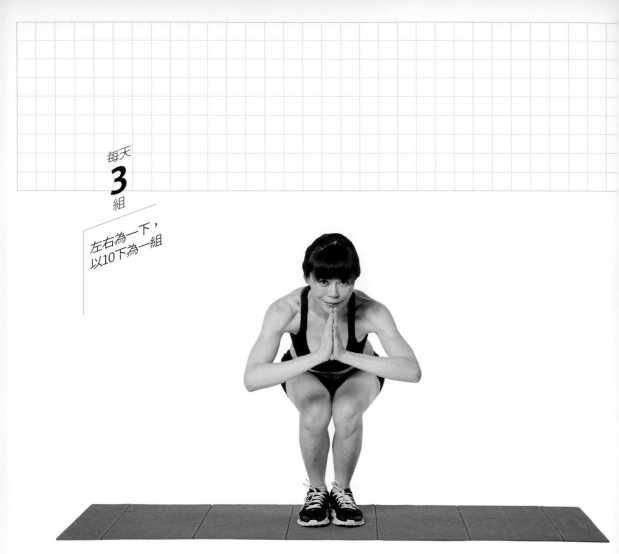

**蹲低
側抬腿**

雙腳併攏，雙手合掌，身體前傾45度，臀部朝後蹲低。

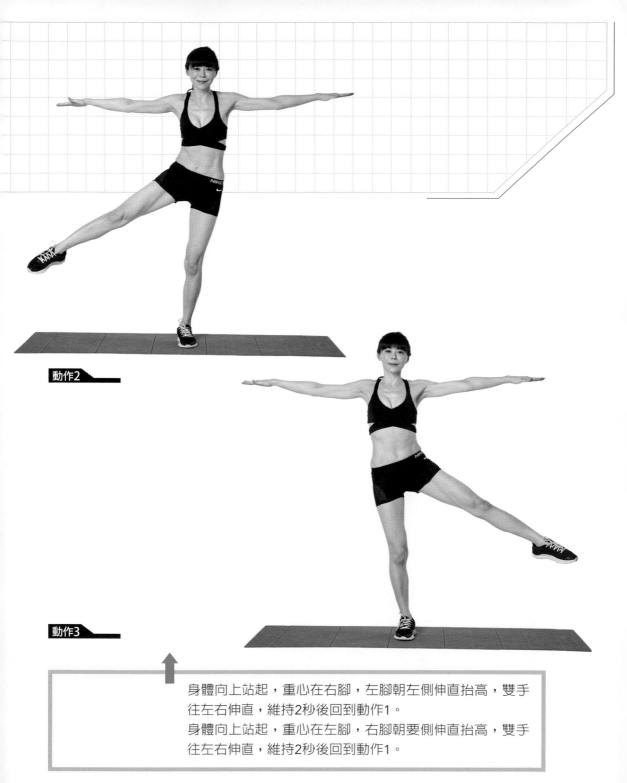

動作2

動作3

身體向上站起，重心在右腳，左腳朝左側伸直抬高，雙手往左右伸直，維持2秒後回到動作1。
身體向上站起，重心在左腳，右腳朝要側伸直抬高，雙手往左右伸直，維持2秒後回到動作1。

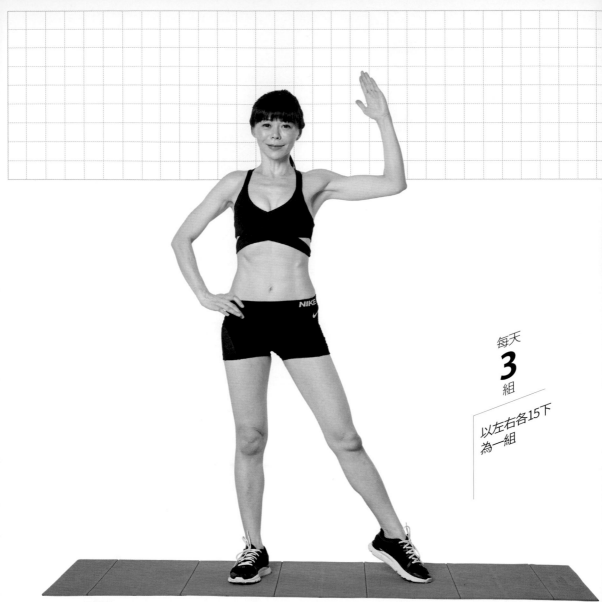

每天
3
組

以左右各15下
為一組

動作1

站立側抬

站在墊上，右手叉腰，重心在右腳，左腳腳尖點地，左手抬起，上臂與肩平行。

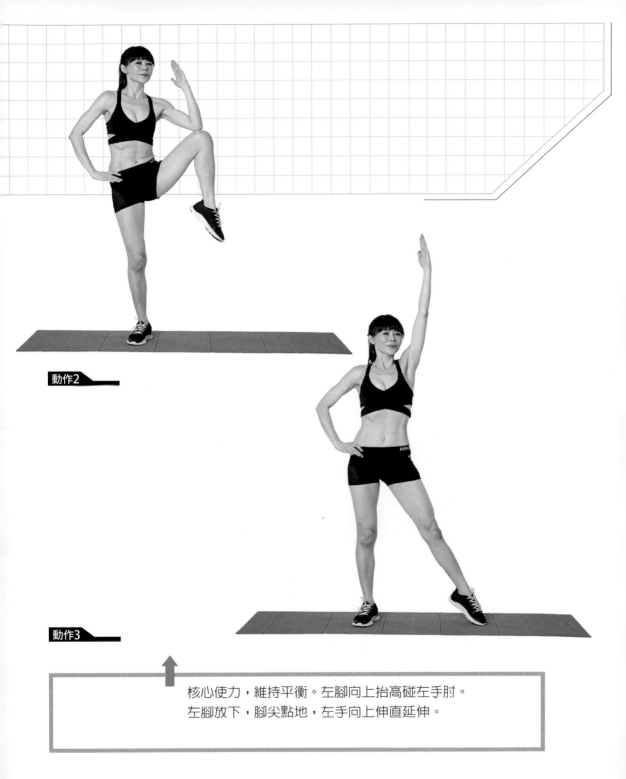

動作2

動作3

核心使力，維持平衡。左腳向上抬高碰左手肘。
左腳放下，腳尖點地，左手向上伸直延伸。

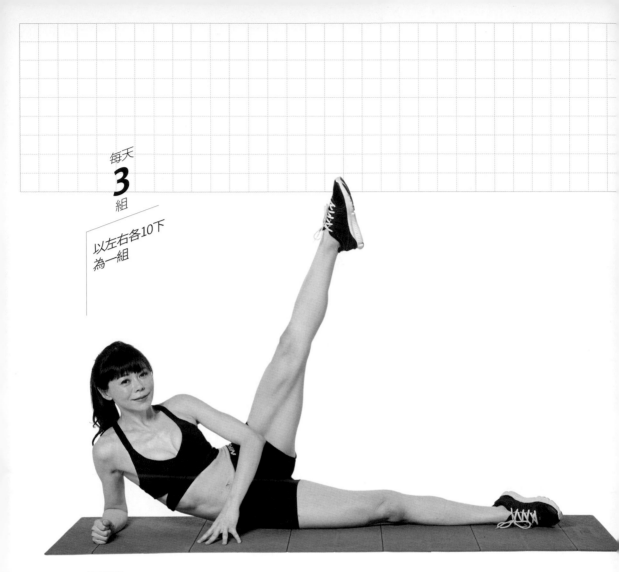

每天
3
組

以左右各10下
為一組

動作1

**墊上
側抬腿**

右腿貼地，右手撐地，左手放在肚子前方的地面維持平
衡，吸肚收臀，左腳盡可能抬高。

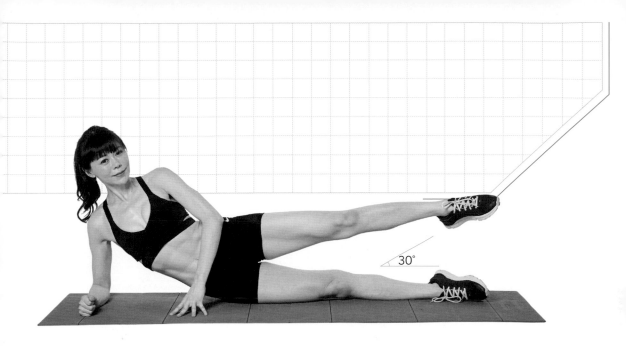

動作2

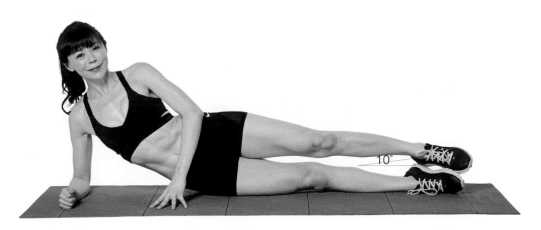

30°

10°

動作3

左腿降低一半高度至30度，維持3秒。
左腳降低高度再降至10度，維持3秒。

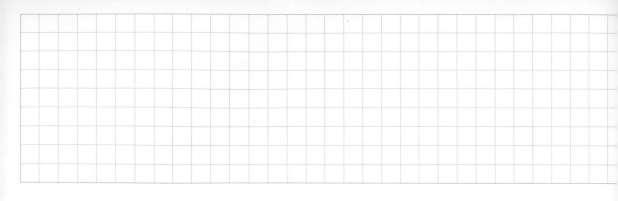

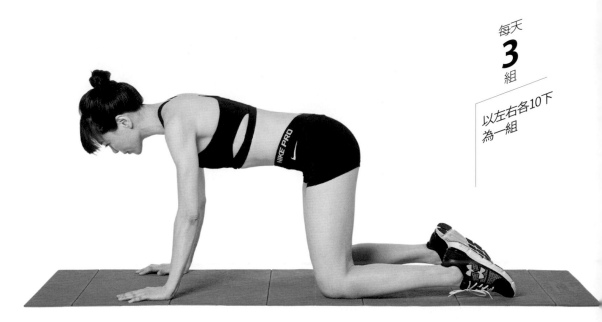

每天
3
組

以左右各10下
為一組

動作1

徒手貓式
抬臀腿

四足跪姿呈貓式，雙手直下，上身與大腿呈90度，腳背點
地。

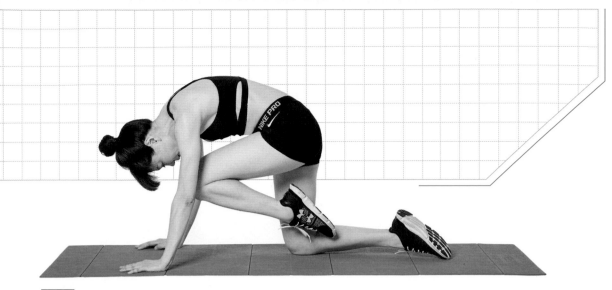

動作2

動作3

重心留在右腳,左腳往前推,背微微拱起,下巴盡量貼近左膝。

左腳往後抬高至大腿平行地板,恢復平背。

左右換腳為一下，
20下為一組

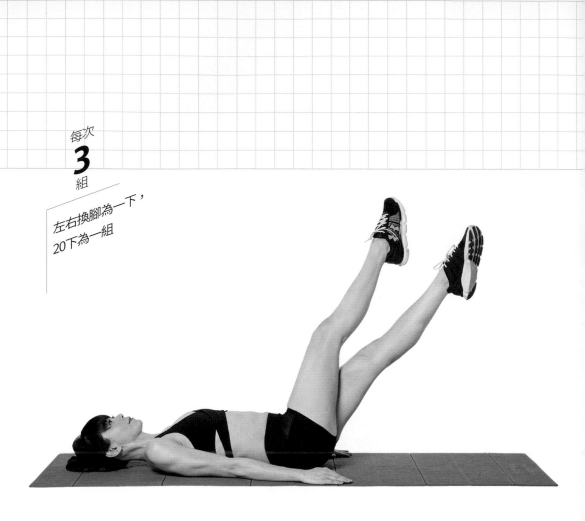

動作1

麻花　　身體躺平，雙腳伸直抬高，距離地面60度，　右腳壓左
　　　　　腳，腳背下壓。

160

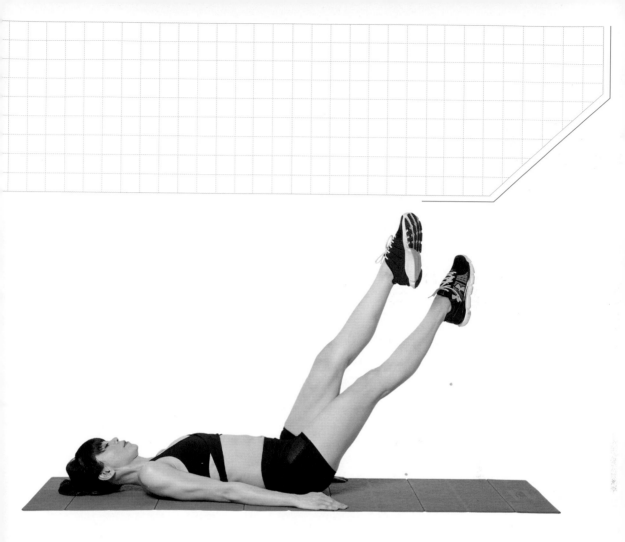

動作2

換腳,左腳壓右腳,腳背維持下壓。

我們通通做到了！

學員案例分享

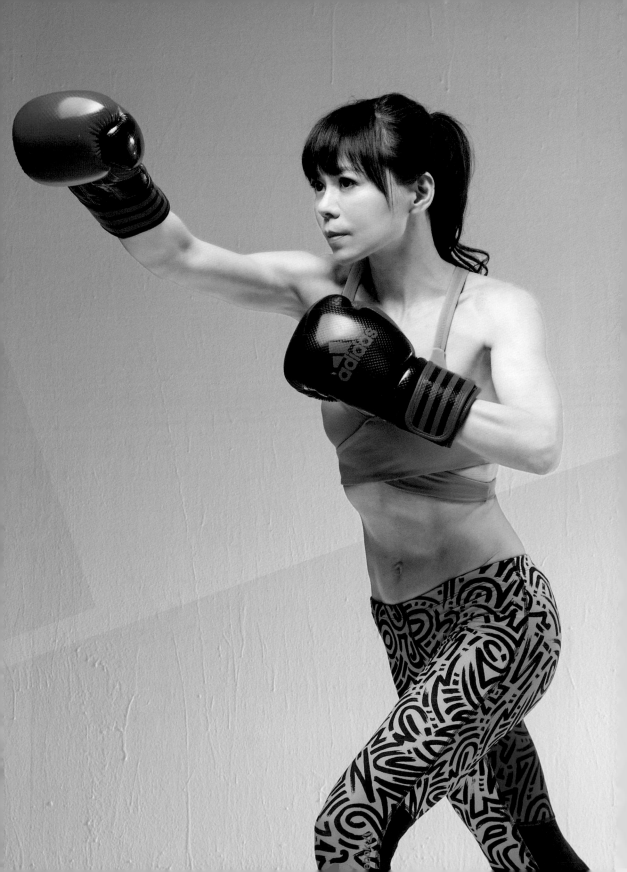

抱著必瘦的決心，
喚醒肥肉！

見證人
Betty

運動時間	體重	體脂
9 個月	降 **10** 公斤	降 **8**%

34 歲

　　自從開始上班以來，我過的就是典型的ＯＬ生活，每天準時上班、下班，同事間團購或飯局邀約不斷，三餐正常吃，點心宵夜也不間斷，等到我發現身材有點走樣時，我趕緊去掛了一間西醫，醫生幫我做了體質檢測之後，便開了一些藥給我吃。吃了藥之後，我很快速地瘦了下來，但卻也產生了副作用，有時手抖得厲害，常常便秘，容易頭暈、心悸，雖然身體不舒服，但當時年輕的我只想著能穿進漂亮的衣服裡，這些都不算什麼。

　　直到遇到我的老公，他知道我為

了減肥常常有一餐沒一餐的，他會幫我準備食物放在冰箱，提醒我要正常吃飯，那時在老公的照顧之下，雖長肉了，但身體狀況變得很好，不會頭暈也不會不舒服，漸漸的不太在意體重，竟然不知不覺又胖了10公斤。

　　懷第一胎的時候，我整整胖了19公斤，但因為有餵母乳的關係，體重恢復得蠻快，最後只剩下揮之不去的3公斤。一年半後，第二胎來報到，這胎我在飲食上比較克制，只胖了9公斤，但糟糕的是，那9公斤仍然堅定的賴在我身上呀！怎麼

都甩不掉。加上我是在冬天生產，冬天怎麼能不吃火鍋？於是孕期產生的肥肉還沒消失卻又胖3公斤，那時我已經可以說是自暴自棄了。

那時候我極度自卑，常常對著老公咒罵自己胖死了，老公找我一起去健身房跑步，但因為還有小孩要顧，我一週最多去兩次，這期間體力確實變好了，但是體重只掉了一兩公斤。後來我在家做鄭多燕，每次都流了很多汗，感覺很暢快，體力也有改善，只是體態沒什麼變化，體重也沒掉，看到數字沒變化，我對運動的熱情也漸漸被澆熄。

進入LINDA老師課程的契機

直到2015年8月，大女兒開始上學，自己的時間變得比較多了，在朋友的介紹下，加入了Linda老師的臉書粉絲團，這時我才知道核心運動可以在家做，只要舖個瑜珈墊，有超級多的動作可以自主鍛鍊，只要做半個小時就滿身大汗！

但就算是看影片教學也不知自己的動作正不正確，加上自己一個人容易鬆懈，看著Linda老師版上一個又一個的成功實例，看得我心癢癢，就在有天老師公佈新招生的時間，剛好有個時段我可以配合得到，我毫不猶豫馬上就報名！我知道這次我是抱了必瘦的決心要去上課的！

第一天去上課，真的抱著極大的羞恥心，因為要拍照和量體重體脂，我是全班最大隻的（哭），照相就是要誠實面對自己，我告訴自己：「我不就是要來運動減肥的嗎？怕什麼！」

之後每次量體重時，聽到別人瘦了、體脂降了，心裡都好羨慕喔！心裡暗自跟自己打氣，就跟著Linda老師做就對了！老師說飲食上也要調整，不能吃麵包、麵食類，甜食、油炸物少碰，運動完要補充蛋白質，

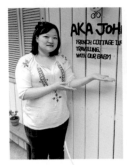
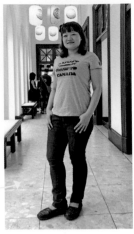

像是無糖豆漿、茶葉蛋都可以。

　　課堂上Linda老師常會激勵大家，老師說過：「要喚醒那坨肥肉，每天都一定要動它，增肌減脂是王道！」生完二個孩子的我，肚子連用力縮都縮不回來，整個繃出去，掛在褲子外，所以我常常做核心運動，藉此來喚醒肚子，告訴它可以增加肌肉量！

運動後的心情與變化

　　還記得剛開始做側棒式時，我真的做不了，身體很虛，但每天做每天做，真的會進步，現在可以撐三十秒以上呢！半年多下來，露肚照了兩次照片，真的差好多呀！沒拍照真的不知道自己肚子的變化，體重降了快10公斤，好開心喔！

　　這一次的瘦身完全是靠我自己運動的努力和飲食上的控制，真的很感謝Linda老師，讓我愛上運動的感覺，在家只要舖上瑜珈墊，將Linda老師教的動作做一次複習，老師也很無私地在臉書分享許多新動作，可以看影片跟著老師一起動！

　　一星期去跟老師上一次課，跟著大家團體運動，大家彼此互相激勵，這樣的感覺好好喔！大家都在為自己而努力，真的要給自己至少半年的時間，現在的我打算給自己再多半年的時間，畢竟我前後胖了20多公斤呢！

　　現在成功了一半，要好好繼續加油！慢慢瘦身體也健康，不會像以前想求快速瘦身就失去健康，找到對的、適合的運動，真的好重要，真慶幸我遇到了Linda老師，感謝您，Linda老師！

克服病後副作用，
趕走肥胖，媽媽變姐姐！

見證人
Queenni

46
歲

運動時間	體重	體脂
9 個月	降 **2** 公斤	降 **8.5%**

我是個很愛漂亮的女生，所以一直以來都要求自己維持最佳體態，即使產後也很努力讓自己的體重恢復到懷孕前一樣，甚至更輕。但是這幾年，因為生病的關係，在藥物和疾病的雙重打擊影響下，身體逐漸變得臃腫。而在2014年4月進行腹部手術過後，情況更加嚴重，根本無法再運動，整個人就像米其林寶寶一樣臃腫。每次看到自己肚子上一圈又一圈的贅肉，內心艱熬，我真的再也無法接受這樣的自己。

我開始不敢照鏡子，也完全無動力於打扮自己，我越來越不快樂，越來越自卑，連憂鬱症都找上門，我更害怕與人接觸，無法與人眼神交流，總是覺得全身四肢無力，整個人提不起勁來，腦袋也總是處於昏沉不清醒的狀態，一天比一天過得更加糜爛，如行屍走肉般。

就在2015年7月的暑假，我的兒子因為看不下去我這個每天躺在床上毫無目標鬥志的媽媽，所以每天晚上都找我帶著我們家的兩隻狗外出去快走一小時，剛開始還不敢完全放開心，自在的運動，而慢慢的，就在這一個月內，我發現我竟然可以快走了，也因為運動流汗的過程

病後身體臃腫，身心失控

中，我變得比較快樂。八月，我也去運動中心報名了游泳的訓練課程，這兩個月下來，我發現運動可以幫助我脫離肥胖的夢魘，只是沒有方向，不知道如何選擇適合自己的運動方式。

進入Linda老師課程的契機

就在這個時候，我在臉書上看到Linda老師運動健身的系列報導，所以就抱著姑且一試的心態留言給老師，但沒有得到老師的回應。因為不服輸的個性使然，我私訊了老師的粉絲團，就是希望能夠聯絡上老師，但是仍然石沉大海。我很失望，唯一改變我的希望幻滅了，幾乎就要放棄的當下，老師回覆我了！初期也因為怕被老師拒絕，我不敢真實地跟老師說明我的身體狀況，僅在稍微

詢問後，我報名了這次的課程！我永遠記得8月27號的第一堂課，那是我重生的開始，我獨自一人轉了三班車，就是為了上Linda老師的課程。一進到課堂教室，進入這個不熟悉的環境，這對我來說也是一股莫大的心裡壓力，而就在這時候Linda老師帶著燦爛的笑容迎面走來了，搭配著她那一貫爽朗的笑聲，化解了我心中的不安感，也慢慢放鬆了心情。

然而，接下來要在全班面前拍照跟測量三圍、體重、體脂，讓對自己身材沒有自信的我感到不自在，老師鼓勵著說：「這將會是你最胖的一天，以後的每一天，你都會感激我的！」這時我才跟老師說明了我的身體狀況，Linda老師很細心的安排我在她旁邊的位置上課，也讓我安心了許多。

運動後的心情與變化

剛開始上課時，所有的動作對

我來說都是一大挑戰，對毫無任何肌力可言的我，其實都是咬著牙撐著，常常做到一半即眼前一片黑，大腿好像被五馬分屍，完全無法使力，下課後，我常常一個人待在教室角落，爬不起來，但我並未因此認輸，「別人能做的到，我也一定可以」，一個月課程後，我又加報了一期。我抱持著勤能補拙的心態，既然在家裡我沒有辦法自主訓練，那我就到課堂上和Linda老師學習。慢慢地，我已能跟上大家的腳步，我更接著要求自己，努力讓自己的每個動作做到精準、到位。

經過一段時間的密集訓練課程後，我開始可以慢跑，可以深蹲，可以跳躍，我的食慾也漸漸恢復了原本的水平，我的氣色變得更好，身體變更精實，體態臃腫的狀況也明顯改善了許多，睡眠狀態也變得比以前更加好！我開始期待著每次的課程，臉上有了笑容。雖然目前體重和體脂還沒降到自己的期待值，但我很喜歡自己這樣的改變。很感激Linda老師這一路上不斷的鼓勵與教導，Linda老師她創造了一個全新的Queenni，謝謝Linda老師！

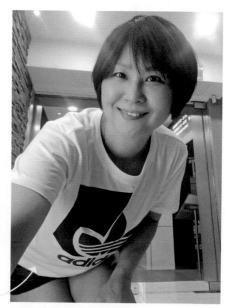

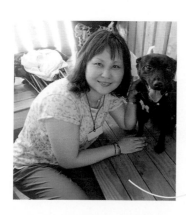

愛上運動，
找回自信！

見證人
Anita

運動時間	體重	體脂
4個月	降**11**公斤	降**19**%

31
歲

　　從小我就是肉肉的體型，從來也沒想過要減肥、瘦身，直到高中畢業升大學時，因為愛漂亮才開始減肥。那時候的我，身高153公分、體重52公斤，因為身高不高加上骨架小，所以整個就是胖！大一暑假時我開始了第一次的減肥，那時候可能因為年輕，靠著不喝含糖飲料、晚餐七點前吃完這兩項鐵律，三個月就瘦到了43公斤，就這樣維持了七年。

　　後來開始工作後，從事業務工作，用餐時間不固定加上工作時間長，而我又是個工作狂，一路做到了業務主管，壓力一大常常暴飲暴食，體重也如同工作壓力一樣，一路狂飆，二年內就胖了23公斤。更糟糕的是月經週期完全大亂，但此時的心思完全放在工作上，也無暇去注意身體狀況，直到月經半年都沒來、得要依靠吃藥、打針才會來時，我才意識到這件事的嚴重性。看醫生後，醫生說我是多囊性囊腫，要我開始減重，多運動回復原來的體重，不然有可能會導致不孕。

　　那時我才剛滿30歲，怎麼也沒想到身體會變成這樣，同時我的體

肉肉體型、多囊性囊腫

重也來到了生涯巔峰70公斤，以前的我只需要穿S碼的褲子，甚至更小，現在卻要穿到XL，有時還要穿到XXL，發胖後也不愛拍照，衣服都隨便穿，完全就是一個大嬸樣。

進入LINDA老師課程的契機

直到2016年初時和男友決定要在今年結婚，我更覺得自已要加快速度減肥了，就在這時突然想起Linda老師的社團，其實我觀察了快一年，一直在猶豫要不要報名，但看到老師版上分享的學員照片，心想：「給自己一次機會，試試看好了！」於是我報名了老師的課程。起初身邊的人都笑我笨，說「為什麼要花錢去上課呢？少吃多動、去操場跑跑步自己運動不就好了？」但我還是決定要去上一次試看看。

一開始去上課時，因為要量體重、體脂並拍照記錄，其實我很抗拒，因為對我來說現在的樣子很丟臉，後來量了之後數字果然很驚人，體重70公斤、體脂55%，老師說他沒看過體脂那麼高的人，怕量錯要我再量一次，結果確實就是55……老實說我也沒想到會如此高，第一次上課放眼望去，我雖然身高最矮，但也是最大隻的，整個就是超厚片人啊！

運動後的心情與變化

記得第一次上課時，我上到很想吐，可能是因為不常運動，而且那時也不懂怎麼呼吸，常常憋著，好險上課時助教和老師會一直查看學員狀況，告訴我沒關係慢慢來，真的不行的話先休息一下，也會在旁邊調整你的姿勢。

而我每週上完課後，每天回到家都會利用晚上半小時至一小時的

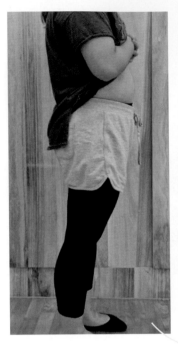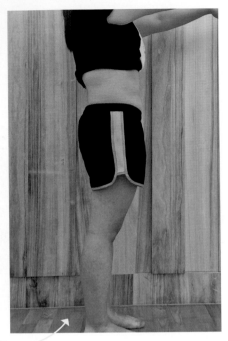

時間，複習老師上課教的動作，飲食方面也照老師說的少碰麵食、麵包、油炸物和甜點。但老實說吃的方面一點也不算節制，三餐還是可以正常吃，不像以前減肥一樣，必須少吃多動，但Linda老師說不用少吃多動，只要選對的食物在對的時間吃，一點也不用擔心。

　　一開始運動時，只有體脂降，體重沒有降，老師說不要太在意數字，至少體脂降下來了。三個月後，我的體重降了九公斤，而體脂降了18%！雖然現在有點停滯，但我是不會放棄的！

　　而最驚喜的是本來我的月經都要依靠吃藥才會來，但自從開始運動後，這幾個月都是自動來報到，而且去回診時，醫生對於我現在的狀態很滿意，本來醫生評估短期內若想生小孩，可能要做人工受孕，現在他說就照這樣努力下去，月經藥也可以不用吃了，這真的是我始料未及的事，真的很謝謝linda老師讓我愛上運動、找回自信！

堅持，
為了遇見更美好的自己

見證人
Angel

運動時間	體重	體脂
6個月	降**8**公斤	降**11**%

45
歲

　　曾經的我是擁有大啤酒肚的梨形身材，全身肥肉都集中在肚子、臀部、大腿，體重53公斤，但我的理想體重是46公斤，足足多了7公斤。那時的我嘗試了坊間各種減肥方法，例如：急速排油的藍色小藥丸、中醫針灸埋線加吃藥、推脂油壓、蘋果餐⋯⋯甚至不吃東西清腸節食，只要有可以變瘦的方法我一定會去試。

　　然而，這些方法雖然會讓我的體重在執行期間馬上下降，但是伴隨而來的是精神不濟、臉色憔悴，加上因為吃的少，我永遠處在飢餓狀態，所以有時克制不住或是停藥了，體重馬上恢復。這樣反反覆覆、忽胖忽瘦的輪迴，讓我對減肥的信心消失殆盡。

進入LINDA老師課程的契機

　　直到有一天，奇蹟出現了。在一個平常不過的滑手機例行公事中，看到朋友分享的影片，「美魔女Linda」，一位身材面貌極度姣好的女生，人在國外度假，卻穿著bikini在認真運動，她的好身材深深吸引住我的目光，從此我便持續

梨形身材、忽胖忽瘦

關注她,她PO的影片我絕不錯過。

這時還發生一件小插曲,因為看到她穿的泳裝超好看,想請她幫我代購,她馬上回覆我訊息,我不可置信的想著:「這樣素昧平生的路人,她人怎麼這麼好,願意幫一個陌生人做這樣的事?」我想她一定是個很無私的人,是一個願意分享美麗、散播美好的人。

想法 → 決定行動,**行動** → 決定習慣,**習慣** → 決定身材

一段時日後,在臉書的版上看到Linda老師的招生訊息,我報名了為期三個月的課程,與我想像不同的是Linda老師的墊上核心課程非常多元,以有氧搭配無氧,加上老師仔細解說每個動作所練到的肌群,耐心指導每個動作細節,老師不要我們只是照著她做,她要我們動作正確到位,回到家才能持續自主練習。雖然運動過程很痠、很累、很喘,但因為老師的用心與鼓勵,讓原本不愛運動、討厭流汗的我愛上了這件事。

運動後的心情變化

這三個月我從不缺課,每天在家自主練習30分鐘,搭配飲食控制,不吃加工食品,只吃食物,戒掉含糖飲料,三個月後我竟然瘦了5公斤,但我還不滿意,又報了一期,因為每個禮拜去運動已經成為我的習慣,不去反而渾身不自在。結業時,我體重45kg體脂21,這是我夢想的體重了!而且我練出了馬甲線與川字線,這都是Linda老師的功勞!

上課之後,除了身材變苗條以外,精神體力也增強,代謝率提高,氣色也變得很好,體質也改變

了，現在是易瘦體質，正常吃、正常運動、不再復胖，現在運動已成為我的興趣，這個興趣也成為了我的工作， 我的人生變彩色了，不再為減肥而苦惱。Linda老師是我彩色人生的最大功臣，只要方向正確，付出與收穫是成正比的，希望所有喜歡健身運動的女性朋友，大家一起動起來，朝馬甲女神的身材邁進！

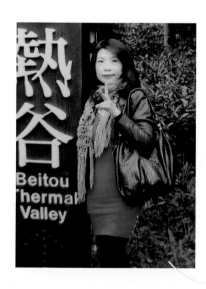

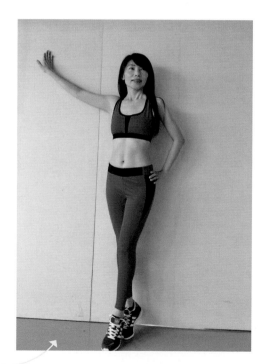

想瘦就要動，
一起來享瘦人生！

見證人
Abby

_____

33
歲

運動時間	體重	體脂
5個月	降**5**公斤	降**4**%

　　我是兩個小孩的媽媽，從小到大我都沒有胖過，可能因為身形比較嬌小，加上不易胖的體質，即使懷孕生了兩個寶寶，每胎也只胖七公斤左右，算是很幸運的孕婦。

　　但就在生完二寶後這三年，不知道是大食客開關被打開還是生活、工作壓力大，我對飲食毫無節制，pizza、漢堡、薯條、含糖飲料、麵包……只要是美食全都來者不拒，以前一個便當吃不完，現在可以獨自喀光。就這樣直到2015年農曆過年後，我心血來潮站上體重計，不量還好，一量我差點沒昏厥

過去～是生涯最高的52公斤！那時好友時常在臉書秀她的馬甲線，我雖然看了很羨慕，但懶惰的我還是不想運動，因為討厭流汗、討厭喘的感覺，也就放任自己的肥肉繼續留在身上。

進入LINDA老師課程的契機

　　過了幾個月，夏天即將到來，我終於願意面對我身上的贅肉了，我馬上詢問好友是怎麼練出馬甲線，也就在這時候我才認識Linda老師。在決定報名前，我常常看老師的臉

產後食量大增、美食來者不拒

書，但心中總還是有所擔憂，直到看到Linda老師寫的一句話——「救一個，是一個」，我才終於下定決心這次要拼了！就算沒瘦下來，至少我也跨出一大步去運動了。

運動後的心情與變化

開始上課後，老師先告訴我們哪些食物能吃、哪些禁吃，我隔天馬上開始實行「戒麵條、戒麵包，晚上戒澱粉」，果然體脂慢慢在降，每天也乖乖地在家鍛鍊，從一開始的基礎篇→大小球→彈力繩→腹肌撕裂者→TABATA→plank+變化式，逐漸循序漸進，跟著老師的教學一起動，每天運動30分鐘左右。

我最迫切需要解決的部位是腹部，所以我練最多的是小球捲腹與蛙人操，一開始脂肪太多，小球捲了20下還不會感覺到痠跟抖，第二個月開始，我增加跑步，老師說有氧運動可幫助減脂，第三個月（2015年9月）後除了體重下降四公斤，體脂雖然偶有浮動，但還是比開始運動前降了4%，最感動的是，我的腹部真的消氣好多啊！褲子從L號穿回M號了！（灑花轉圈）

Linda老師教給我們的觀念真的很正確——多動、不餓肚子、有氧減脂、無氧增肌，課程上完後也持續練到11月，即使12月開始因為工作忙碌而漸漸少去運動，我也沒再復胖。現在的我相信，減肥減脂除了運動加上飲食控制，再也沒有其他一勞永逸、一步登天的方法，想瘦就要動，一起來享瘦人生！

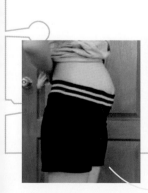
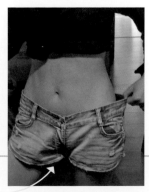

持續運動，
迎回健康美麗！

見證人
Winnie

運動時間	體重	體脂
10個月	降**15**公斤	降**10**%

42
歲

　　從小到大我都是屬於瘦瘦的身材，體重一直維持在45到50公斤間，即使是生完第一胎時，體重也很快速地回到49公斤，因此，我的人生可以說是從來沒有出現過「減肥」的念頭。沒料到，就在我生了第二胎後，體重卻像卡關一樣，再也回不去！不管怎樣少吃甚至不吃，體重低標總在55公斤游移，最胖甚至胖到65公斤，從那時候開始，我對自己的身材失去信心，別說打扮，連拍照都不敢。

進入LINDA老師課程的契機

　　我一直逃避面對，後來有一次，我偶然聽到辦公室的妹妹們在討論美魔女Linda老師的粉絲團，這引起了我的好奇心，我也因此上網查了一下，這才驚為天人，「天啊！好辣的老師！身材好好喔！」這些都是我對老師的第一印象。

　　我弟媳搶先去報名了Linda老師的課程，她上了課以後，不斷跟我分享課堂中的樂趣及帶給她的改變，這讓我更加躍躍欲試，於是我也一起報名了。這當中還發生了小插曲，由於報名人數太踴躍，我等了約兩個月後才排到課程，但事實

證明，這一切都是值得的！

第一天上課測量我的體脂肪，竟高達38%，真的是太嚇人了！從小到大都屬於瘦瘦體質的我，從沒想到自己脂肪量竟然這麼高！Linda老師在課堂上告訴我們，要戒掉澱粉類的食物，於是我開始不吃我最愛的麵包，這對我來說真的好痛苦啊！

第一堂課上下來真的好疲累，回到家洗澡時，還不小心在浴室跌了一跤，馬上到醫院掛了急診，傷口還因此縫了好幾針，這並沒有打擊到我上課的意願，依然接續上完課程。上第二堂課時，傷口都還沒拆線，而為了讓自己能改變得更好，我還是忍痛去上課，也因為這樣，很多動作都無法做得很到位，十個動作下來，我頂多只能做到八個，加上一期課程結束

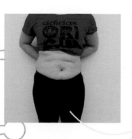

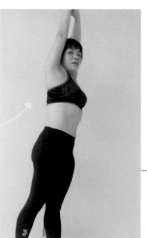

後，我體重和體脂並沒有非常明顯的變化。雖然洩氣，但我沒有因此放棄，而是續報了第二期課程，持續上了半年多，我的指數才開始下降，就這樣，我再也離不開Linda老師，一直持續跟著老師運動瘦身。

運動後的心情與變化

現在的我，體重降15公斤，體脂也降了10%，朋友們都說我瘦很多，肌肉也變結實，本來只能穿XL尺寸的我，現在竟可以驕傲地穿上XS。看到體重、體脂數字一天一天地下降，鏡中的自己慢慢地愈變愈瘦，過去買的褲子，現在對我來說，簡直就是兩個我的寬度，自信心也跟著逐日遞增，直到現在，沒有人相信我已經42歲了！透過肌耐力運動讓我整個人變年輕，我會持續跟著Linda老師，一直健康美麗瘦下去！

不間斷的運動節奏，讓我時時保有好氣色！

見證人
May
36
歲

運動時間	體重	體脂
24個月	降**3**公斤	降**6%**

　　和大多數的女生一樣，追求著纖細苗條的身材，但偏偏自己天生就是骨架不小的女生，更何況懷孕生了兩個小孩後，從少女到「兩個孩子的媽」，這兩者間身材的轉變，想必我不需要特別說明，大家就可以想像到了。

　　我的工作是服務業，經常外食，加上用餐時間不固定，工作時間長、下班時間又晚，工作日夜顛倒，平常沒辦法好好享用三餐，只能利用下班後的時間透過美食來好好犒賞自己，於是宵夜已不知不覺變成了我每天的習慣。而面對沉重的工作壓力、及快步調的忙碌生活，加上瘋狂愛吃美食的相互加乘下，身材一天比一天豐腴。老實說，我並不覺得自己肥胖，但因為我身邊的家人朋友們都是瘦子，而且肥胖體態也讓自己精神一天比一天差，每天都覺得好疲累，頓時生活也失去了目標、完全沒有前進的動力。

運動帶給我的巨大轉變

　　直到某天因緣際會下，我在工作的場所接觸到Linda老師，當下眼

工時長、用餐時間晚、日日宵夜

晴為之一亮，心裡默默想著：這女生的身材太讓人羨慕了吧！皮膚白皙，腿又長，身材比例完美，根本就是我心目中的女神！後來我們有機會面對面交談，和Linda老師聊天後發現她個性開朗又樂觀，很樂於分享，於是互相加了臉書，接著我每天都會關注她的粉絲頁，深怕錯過任何訊息，可說是忠實粉絲之一。

每天看她的臉書時心情總是很愉快，同時又很羨慕她擁有這麼棒的身材、個性開朗充滿自信，於是我私下問她是不是平常都有運動的習慣，她告訴我——運動改變了她，開始運動後她的心情變好，慢慢地影響整個人的氣色與精神狀態。

開始運動後的心情變化

因為她的關係，我開始接觸了墊上核心運動，沒想到，我瞬間就愛上了這個能在短時間內爆汗的運動，而且自己在家就能進行，不需要呼朋引伴，這對工時長的上班族實在是一大助益！而且每一次運動流汗後，我都能感覺到自己像是脫胎換骨一般的神清氣爽。過去長期熬夜造成的氣色差、皮膚暗沉、沒精神，也漸漸改善。

持續運動進行一個月後，身邊朋友越來越多人發現我的不同，兩個月後，身體曲線出來了！我還是有毅力的持續著這項運動，直到四個月過去了，每天都興奮的跟Linda說著我的轉變，也天天上臉書，上傳並分享我的改變。我想Linda看到我的努力跟堅持，一定會為我覺得開心，因為我真心相信著，只要你下定決心，願意改變，每個人都能達成自己想要的理想體態！

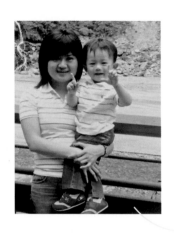

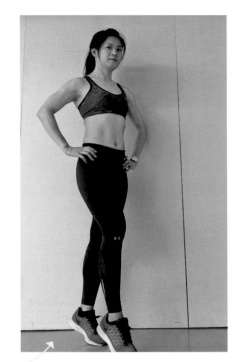

一起並肩作戰、健康瘦身！

某天Linda跟我說她要創業，問我有沒有興趣一起合作，一起分享給更多的人，我心想，我多年來的減肥願望達成了，當然也想分享給想瘦的媽媽們以及找不到方法瘦下來的女生。我一想到未來在健身的同時，又能分享給有這樣需求的人，就覺得很踏實，我怎麼能拒絕這樣好的機會呢？於是，我跟著Linda一起學習更多專業資訊、一起考證照，一方面擔心學員們運動中受傷，也顧忌著他們上課沒有運動到，所以我們努力研究新的動作，就是希望大家能跟我們一樣，越變越美麗，同時也能健康瘦身。

其實，只要找對方法，就能活的更有自信、更健康也更愜意。我真的非常感謝Linda，因為遇見了她，讓我正向的改變，更開啟了我自信快樂的運動人生！

重新雕塑崩壞的體態，
健康享瘦！

見證人
嫚涵
___

43
歲

運動時間	體重	體脂
4個月	降**3.5**公斤	降**5**%

　　站在人生最順遂時，滿心期待的孩子又是雙胞胎，這時的我感覺擁有全世界的幸福！懷孕四個月時，因高齡需要羊膜穿刺而去醫院報到，沒想到這一去安胎卻一路安到孩子呱呱墜地後才能離開醫院，孩子出生後迎接我的除了喜悅，更多的是擔心與害怕，這份情緒狠狠地將我從雲端拉了下來。因為我的雙胞胎兒子女兒和大家的孩子不一樣，他們是極度早產的巴掌仙子，我還來不及哭泣就得收拾起悲傷心情，帶孩子展開了一路的早療生活。

　　一開始餵母乳時體重很快地就瘦到53公斤，但惡夢是從生產15個月母乳停掉後開始，一樣是體重53公斤，但肚子與臀部就是胖到像又懷孕了，四肢不胖的我用寬鬆的衣服來掩飾，免得穿貼身的穿常被誤會成孕婦。

　　陪伴孩子早療的幾乎清一色都是母親，因為平日裡父親要上班，每個家長幾乎都因為照顧孩子而睡眠不足、氣色差，當然我也是裡面其中一個焦慮的母親，根本忘了也要分一些愛跟時間給自己，不知不覺中，體態一點一點的崩壞了。

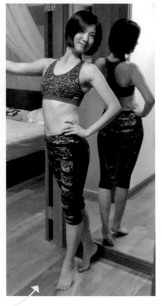

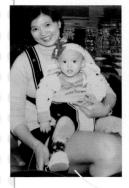

減重困境

產後肥胖、時間不足

是從53公斤降到了49.5公斤，不可思議的是懷孕前的褲子通通穿回來了！

運動後的心情與變化

現在的我常在陪孩子上早療課時帶著其他的家長一起做核心運動，Linda老師貼心的將課程簡化，讓忙碌的媽媽們真的隨時隨地都可以輕鬆的讓自己運動一下，不受環境限制，Linda老師的核心課程讓我的體態很有效率的雕塑了出來，小腹瘦下來後，精神更是神采飛揚、充滿自信！

Linda Lin是我美麗的馬甲教練，46歲的她臉上跟身上皆充滿了成熟女人自信的美！有些事我們無法去改變，但我們的心操控在自我，任何時候任何處境皆可活出瀟灑快樂的生活，跟著Linda老師健康運動，健康享瘦！

進入LINDA老師課程的契機

感謝我的好友廖家儀沒有放棄我，她擋掉了我滿嘴的理由，硬是帶我去上了Linda老師的健身課，第一堂課就直接把肚子操到爆，這課程與以前接觸過的健身房課程完全不同，直接針對體態中廣型的核心課程，每一堂課都讓肚子痠到不行，幾乎都在撕吼中堅持下來，在Linda老師的加油鼓勵聲中，不知不覺四個月體脂竟從28%掉到23%，生產完四年多來一直不動如山的體重也

找回遺失的
年輕體態！

見證人
郭雪玲

運動時間	體重	體脂
9個月	降**4**公斤	降**9**%

45
歲

　　我時常在下班後去住家附近的學校操場健走、河堤邊慢跑，也利用假日時間和三五好友相約登山運動，但持續了好一段時間後，我的體重及腰圍卻遲遲未改善，加上健康狀況出問題，肥胖始終是壓在心上的一塊大石頭。

接觸LINDA老師課程的契機

　　直到104年9月的某一天，就在我從天母古道下山的途中，遇見健美的Linda老師及她正面樂觀的一家人，Linda老師的身材健美，容光煥發，我忍不住主動與她搭訕，經過老師熱情的介紹，我才得知原來她是一名健身教練，有著少女般的體態、身材，而相形之下，比她小三歲的我，卻像是位歐吧桑。

　　自與Linda老師巧遇後，我便持續追蹤老師的課程動態，而在10月11日初接觸Linda老師的訓練課程後，發現自己愛上了這項運動，也開始慢慢戒掉了早上賴床滑手機的壞習慣，而改為上老師的Tabata課程和美體操課程，一週約進行2至3次，每次持續30至60分鐘的運動訓練，搭配日常均衡飲食，徹底改

腰圍、體重超標，健康出狀況

（表一）

時間	體重（kg）	腰圍（cm）	臀圍（cm）	大腿圍（cm）
104/10/11(第一周)	55.9	83.5	95.5	54.5
104/11/08(第五周)	54.8	82	93	52
104/12/27(第十二周)	54.4	76	90	51
105/05/08(第三十一周)	52	75	89	48.5

變了我的健康狀態，我可以驕傲的說，我雖然吃一樣份量的食物，但卻開始懂得如何攝取對身體有利之營養，下列分享我的身材改變（表一）。

開始運動後的心情與變化

歷經了九個月的努力運動搭配均衡的飲食習慣後，我的健康狀況有了下列顯著的改善：

· 臉上水腫消了，斑也淡了
· 洗澡時，短時間的蹲下又站起時，不再暈眩及呼吸困難
· 大腿有力，爬樓梯不再氣喘呼呼
· 子宮歸位，夜晚不再因夜尿情形影響睡眠
· 抵抗力增強，一年半多沒感冒或生病
· 體力增強，週一至週五工作時，不再每到下午便精神不濟、瞌睡蟲上身
· 週休二日，不再是煮完中餐後，便腰痠背痛，必須躺在沙發上休息到晚餐
· 肌耐力增強，且學會如何施力，不再動不動便閃到腰或扭傷而去找推拿師報到
· 腰腹部大量囤積的脂肪不見了，過去所穿的衣褲都變大而不能穿

‧身材變好，自信心增加，也因此朋友變多，身心靈更加健康Linda老師帶給我們的健身課程的好處，真的無法一一細數，而經由我的親身經歷，老師的健身課程的CP值，確實比其它運動高上許多，跟著老師規律的運動瘦身，真的能讓你瘦得健康又快樂，也變得更積極正面！由衷地感謝既專業、敬業、又超有毅力的Linda老師及她的健身團隊，讓我學會如何使用安全及正確的方式健康瘦身！

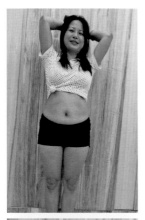

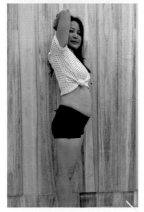

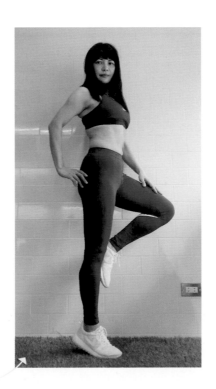

運動讓我夢想成真，你也一定可以！

見證人

林亭秀

48
歲

運動時間	體重	體脂
12個月	降**5**公斤	降**5**%

我30歲生女兒，在我那個年代，很多女孩都是20上下就已經結婚生子了，我算是晚生的年齡，記得懷女兒時，體重胖到將近70公斤，而生產後，這些肥肉雖然消去了些，但仍留下了不少！再加上年紀增長，代謝也明顯變慢了，即使我有跑步習慣，卻也無法把所有的肥肉根除，但是好像也別無他法，只能看著肥肉在跑步時不斷地晃呀晃的。

Linda老師讓我找到更健康的瘦身

我一直有運動習慣，從小就喜歡跑步，我可以一口氣不間斷地跑30分鐘，不過跑完總感覺很喘、體力也大不如前，直到透過親友接觸到Linda老師的肌耐力訓練課程，一天只要花15～20分鐘的規律運動，持續不間斷地進行，15分鐘的運動強度高過跑步30分鐘，不只效率提高、效果明顯，最重要的是能瘦得健康、瘦得輕鬆！

再加上Linda老師是一個有熱忱、專業且有智慧的教練，因為她不斷精進、創新，想帶給學員健康

瘦身的概念，再加上她有一顆熱情的心，每次課堂上除了學員們撐不住的尖叫聲之外，便是滿滿的笑聲，這是有別於其他的健身教室的氣氛！真的很謝謝Linda老師，謝謝她的教學讓我變得更好！

我做得到，你也可以！

女人在生完小孩後，若能掌握好黃金期6週，不論多大的年齡，生產後也能瘦得美且瘦得健康的！我是一位早過了「四十一枝花」的熟齡女人，連我都能瘦得健康、自信、有魅力，你也一定可以，大家跟著Linda老師的腳步，一起努力邁向健康瘦身之路！

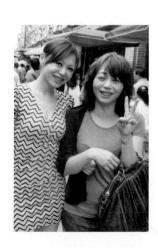

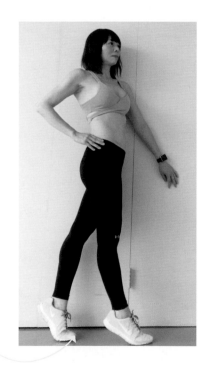

玩藝34

46歲的肌勵奇蹟

減齡回到24歲，減腰至少3吋，減去人生負能量
健身界最夯名師LINDA教你45天打造3D美腹，微笑享受斷捨離

作　　者 / 林慧君Linda
藝人經紀 / 吉帝斯整合行銷工作室　任月琴(0939-131-404)
人物攝影 / 子宇影像有限公司
髮型彩妝 / 菲拉整體造型工作室
美術設計 / 林家琪
主　　編 / 林巧涵
執行企劃 / 汪婷婷

總 編 輯 / 周湘琦
發 行 人 / 趙政岷
出 版 者 / 時報文化出版企業股份有限公司
　　　　　　10803台北市和平西路三段240號七樓
　　　　　　發行專線 /（02）2306-6842
　　　　　　讀者服務專線 / 0800-231-705、（02）2304-7103
　　　　　　讀者服務傳真 /（02）2304-6858
　　　　　　郵撥 / 1934-4724時報文化出版公司
　　　　　　信箱 / 台北郵政79～99信箱
時報悅讀網 / www.readingtimes.com.tw
電子郵件信箱 / books@readingtimes.com.tw
流行生活線臉書 / https://www.facebook.com/ctgraphics
法律顧問 / 理律法律事務所　陳長文律師、李念祖律師
印　　刷 / 詠豐印刷股份有限公司
初版一刷 / 2016年7月1日
初版六刷 / 2018年8月22日
定　　價 / 新台幣350元
（缺頁或破損的書，請寄回更換）

46歲的肌勵奇蹟：減齡回到24歲，減腰至少3吋，
減去人生負能量！健身界最夯名師LINDA教你45
天打造3D美腹，微笑享受斷捨離 / 林慧君作. -- 初
版. -- 臺北市：時報文化, 2016.07
ISBN 978-957-13-6686-9(平裝)　1.運動健康 2.健
身操 3.塑身
411.711　　　　　　　　　　　　　　105010199

讀者活動回函

填問卷，抽好禮！即日起只要您完整填寫讀者回函內容，並於 2016/9/30 前（以郵戳為憑），寄回時報文化，就有機會獲得芳香小舖「漫步雲端足部按摩油」。

得獎名單將於 2016/10/15 前公佈在「時報出版流行生活線」。

＊**您最喜歡這本書籍的章節與原因？**

＊**您希望 Linda 老師能再多分享哪些健身運動與方法？**

＊**您希望 Linda 老師能幫助你改善哪些身材部位？**

＊**請問您購買本書籍的原因？**

☐喜歡主題　☐喜歡封面　☐喜愛購書禮　☐喜愛作者　☐喜愛推薦者

☐價格優惠　☐工作需要　☐其他

＊**請問您在何處購買本書籍？**

☐誠品書店　　☐金石堂書店　☐博客來網路書店　☐其他網路書店

☐一般傳統書店　☐量販店　　☐其他

＊**您從何處知道本書籍？**

☐一般書店：＿＿＿＿＿＿＿　　☐網路書店：＿＿＿＿＿＿＿

☐量販店：＿＿＿＿＿＿＿　　　☐報紙：＿＿＿＿＿＿＿

☐廣播：＿＿＿＿＿＿＿　　　　☐電視：＿＿＿＿＿＿＿

☐網路媒體活動：＿＿＿＿＿＿　☐朋友推薦：＿＿＿＿＿＿＿

☐其他＿＿＿＿＿＿＿＿＿＿＿＿＿＿＿＿

讀者資料

姓名：＿＿＿＿＿＿＿＿＿　　☐先生 ☐小姐

年齡：＿＿＿＿＿＿＿　　職業：＿＿＿＿＿＿＿

聯絡電話：（H）＿＿＿＿＿＿　（M）＿＿＿＿＿＿

地址：＿＿＿＿＿＿＿＿＿＿＿＿＿＿＿＿＿＿＿

E-mail：＿＿＿＿＿＿＿　（請務必完整填寫、字跡工整）

填問卷，抽好禮！ **20**名

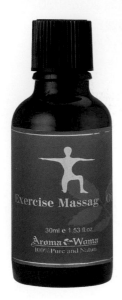

漫步雲端足部按摩油30ml
市價：320元

成分：廣霍香精油、絲柏精油、薰衣草精油、甜橙精油、迷迭香精油、荷荷巴油、甜杏仁油、小麥胚芽油

功效：甜杏仁油及小麥胚芽萃取，有柔軟肌膚，深層潤澤修護腳跟乾裂，針對腿部保養，或肌膚乾燥具有保濕滋潤等功效，對於足部修護小腿按摩，讓你舒緩放鬆。

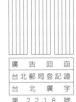

芳香小舖
Aroma Woman
100%Pure and Natural

請對折後直接投入郵筒，請不要使用釘書機。

廣 告 回 函
台北郵局登記證
台 北 廣 字
第 2 2 1 8 號

時報文化出版股份有限公司
108 台北市萬華區和平西路三段240號7樓
第三編輯部

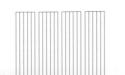